SHI SHUI DONG

YA JIAN KANG JIBING DOU GAODING

食｜睡｜动

——亚健康疾病都搞定

樊红雨 / 编著

FOOD

SLEEP

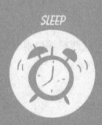

MOVE

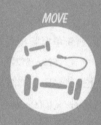

陕西新华出版传媒集团

陕西科学技术出版社
Shaanxi Science and Technology Press

图书在版编目（CIP）数据

食、睡、动：亚健康疾病都搞定/樊红雨编著. —西安：陕西科学技术出版社，2017.1

ISBN 978 - 7 - 5369 - 6843 - 1

Ⅰ.①食… Ⅱ.①樊… Ⅲ.①亚健康—防治 Ⅳ.①R441

中国版本图书馆 CIP 数据核字（2016）第 290693 号

食、睡、动：亚健康疾病都搞定

出 版 者	陕西新华出版传媒集团　陕西科学技术出版社
	西安北大街 131 号　邮编　710003
	电话（029）87211894　传真（029）87218236
	http：//www.snstp.com
发 行 者	陕西新华出版传媒集团　陕西科学技术出版社
	电话（029）87212206　87260001
印　　刷	北京建泰印刷有限公司
规　　格	710mm×1000mm　16 开本
印　　张	18.25
字　　数	235 千字
版　　次	2017 年 1 月第 1 版
	2017 年 1 月第 1 次印刷
书　　号	ISBN 978 - 7 - 5369 - 6843 - 1
定　　价	29.80 元

前言
FOREWORD

　　提到亚健康，相信年轻人没有不知道的，可是很多人却又不知道亚健康具体所指为何。对于亚健康，卫生组织有个定义：躯体、心理的健康状态及对社会和环境的适应方面，处于欠圆满状态，即处于健康与疾病的中间状态，又称慢性疲劳综合征或第三状态。亚健康有"四多""三低"现象，即疲劳症状多、功能紊乱多、高负荷者多（压力大）、肥胖者多；免疫功能低、工作效率低、适应能力低。亚健康不是固定不变的，它是属于游离状态的。也就是说当你科学地调整饮食生活习惯后，它就会变成健康的状态；当你持续无规律生活以及不合理的工作后，它就会转变成疾病，阻碍你各个方面。

　　亚健康状态的人并不在少数，世界卫生组织的一项全球性调查结果表明，真正健康的人仅占5%，患有疾病的人占20%，而75%的人处于亚健康状态。而且调查显示，亚健康偏爱职场人士，尤其是白领上班族们，因为他们工作压力大、人际关系复杂，多处于竞争上岗、晋级考核的工作环境。同时，在生活上，早餐马虎甚至不吃早餐、中餐凑合、晚餐丰富，这种种的情况，都导致了白领一族亚健康状态成为普遍现象。

针对这种现象，我们专门为亚健康人士，尤其是职场亚健康人士编写了《食、睡、动——亚健康疾病都搞定》一书，旨在帮助人们调节自己的生活方式，改变不良生活习惯，恢复和保持健康的体态。

本书包含内容广泛，讲述了亚健康的形成原因、危害、出现的症状等，并从生活方式、饮食、睡眠、运动、酵素、中医、心理等方面直接给出科学、合理的调整方法，让亚健康人士更有针对性地调整或改善自身状况，消除疲劳、提高身体素质、加强身心健康，及时冲出亚健康"围城"，健康而快乐的生活！

编　者

目 录
CONTENTS

第一章 你知道什么是亚健康吗

第二章　亚健康表现出来的具体症状

第三章　周围环境决定了身体状态

第四章　生活方式影响亚健康体质形成

第五章　科学膳食，改善亚健康状态

第六章　休息不好，身体很容易就垮掉

第七章　酵素调理亚健康

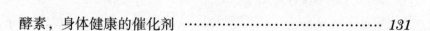

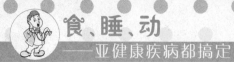
第八章　运动是治疗亚健康的首选方式

第九章　用祖国精华——中医调理亚健康

第十章 减轻压力，给亚健康心理放个假

第十一章　防治慢性病，从亚健康开始

第十二章　男性亚健康的那些事儿

第十三章　女性亚健康的那些事儿

第一章

你知道什么是亚健康吗

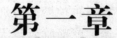 **什么是亚健康**

亚健康是介于健康和疾病之间的一种低质量的健康状态，又叫"慢性疲劳综合征"，主要表现为：精神不振、情绪低沉、反应迟钝、失眠多梦、白天困倦、注意力不集中、记忆力减退、烦躁、焦虑、紧张、易受惊吓等，在生理上则表现为疲劳、乏力，活动时气短、出汗、腰酸腿疼等。另外，还可能出现心悸、心律不齐等心血管系统的不良症状。

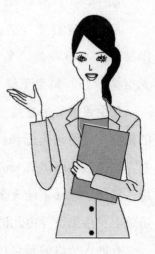

有关专家根据亚健康状态的表现，将其分为躯体性、心理性和社会适应性三类。

✿ 躯体性亚健康

躯体性亚健康有头晕头疼、两目干涩、胸闷气短、心慌、疲倦

1

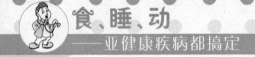

乏力、少气懒言、脘腹痞闷、胸肋胀满、食欲不振、消化吸收不良等症状。

20世纪以来，社会的发展速度突飞猛进，物质文明的发达前所未有。人们在享受丰富的物质生活的同时，也承受着越来越沉重的压力。甚至从学生时代开始，就面临着巨大的竞争压力。在竞争压力的作用下，学生的学习负担越来越沉重，而运动时间逐渐变少，导致学生疲劳、倦怠。疲劳，虽然不像癌症、心脏病那样直接而迅速地造成死亡，但是作为一种危害现代人的隐形"杀手"，随着社会的发展已经越来越成为严重的健康问题。尤其近些年来，中年知识分子体质出现普遍下降，慢性病多发，主要原因是长期工作，劳累过度，不能及时缓解疲劳，积劳成疾而导致死亡。

❀ 心理性亚健康

心理性亚健康有精神不振、情绪低落、抑郁寡欢，或情绪急躁易怒、心中懊悔、紧张、焦虑不安、睡眠不佳、记忆力减退、无兴趣爱好、精力下降等症状。

其中焦虑最为常见。主要表现为担心、恐慌。担心、恐慌主要的精神反应便是焦虑和忧郁状态，若持续存在，无法自我解脱和控制，就进入心理障碍和心理疾病阶段。除焦虑状态外，还表现为烦躁、易怒、睡眠不佳等多种形式。这些可怕的症状长期停留，便会造成心灵疾患，并由此诱发心脏病、癌症等。

有的人从事的是自己不理想的职业，日久天长，心理压抑和紧张逐渐加剧，致使烦躁顿生，而且，烦躁与压抑相互作用，形成了恶性循环。这种仅在上班的特定环境中发生的烦躁现象，称为职业性烦躁。职业性烦躁所导致的负性情绪，会影响神经系统、内分泌系统和免疫系统，通过神经内分泌——免疫网络而影响全身，导致免疫功能下降，抗病力减弱，内分泌失调，从而使工作效率下降，注意力不集中，理解力下降，对外界事物的承受力、接受力和处理能力降低，容易发生差错与事故。

❀ 社交性亚健康

现代社会的人际交往包括工作单位的人际关系、家庭人际关系、邻里关系等。社交性亚健康患者不能很好地承担相应的社会义务与责任，工作学习困难重重，人际关系紧张，家庭关系不和睦，没有亲朋好友，难以进行正常的社会人际关系交往等。

人际交往需要健康的心态和良好的道德水准。随着社会的进步，社会竞争的激烈，在人际交往上出现的问题越来越多。孤独、冷漠、自卑、猜疑、自闭、虚荣、傲慢等是社会人际交往性亚健康的代表。现代人之间的情感互相沟通越来越少，人与人之间竖起了一道屏障。这也是现代人患心理障碍和心理疾患人数众多的原因。

亚健康的由来和原因

亚健康这个词最早出现在 20 世纪 80 年代，那时候随着产业社会和高新技术的快速发展，市场观念、价值观念急剧发生改变，社会竞争的加剧，这一切极大地改变了人们的生产方式、生活方式、行为方式，人们的心理应激也明显增多。这种情况下，很多人出现了容易疲劳、食欲缺乏、头痛头昏、记忆力下降、心情郁闷、情绪不稳等多种症状，却又查不出原因，尤其在经济发达地区，患病人数更是不断攀升，于是，疲劳成为发达国家严重的健康问题，这种现象曾经困扰了医学界多年。

直到 20 世纪 80 年代中期，前苏联一个叫 N·布赫曼的学者通过研究发现，人体除了健康状态和疾病状态之外，还存在着一种非健

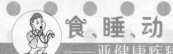

康非疾病的中间状态，称为"第三状态"。1996 年 5 月 12 日，中国药学会在北京召开"亚健康学术研讨会"，将这种状态确定为"亚健康状态"，有了"亚健康状态"这个名称。

亚健康状态在中国又被称为"灰色状态""中间状态""病前状态"等，它的产生的原因极其复杂，有专家认为亚健康状态产生的原因是机体内环境与外环境（工作氛围、社会人际、压力竞争及破坏环境）平衡失调导致。研究发现导致人体平衡系统稳态发生障碍，使其产生波动变化的有关因素主要有以下几种：

❀ 环境因素

1. 地理环境。地理环境是影响亚健康的重要因素之一，《素问·阴阳应象大论》中记载："东方生风""南方生热""西方生燥""北方生寒""中央生湿"。中医认为，人体内有六淫，即风、寒、暑、湿、燥、火（热），它们容易侵袭人体，造成各种疾病。另外，由于近年来自然环境不断被破坏，人类长期处于各种环境污染中，如废气、废水、辐射、噪音以及气候恶劣和骤变等，对于人类的生活及个人身体造成潜在持续的危害。

2. 社会环境。在社会竞争激烈、人际关系复杂、生活工作紧张等条件下人们之间的情感交流变得越来越少，由此导致的焦虑、紧张、愤怒、过度自私、自卑、孤僻、妒忌、冷漠、抑郁、空虚、猜疑等心理因素不能得到有效的控制和疏导，从而影响人体的神经体液调节和内分泌调节，造成机体各系统的功能失常。

❀ 心理因素

现实生活中，紧张的工作节奏、繁忙的学业、激烈的岗位竞争以及社会的、家庭的问题使人的精神压力加大，从而产生了很多的心里问题，如情绪抑郁、焦虑不安、忧愁悲伤及心理失衡等，也是导致亚健康的危险因素。

❀ 生活及饮食因素

生活不规律，长时间的工作，使人体长期处于超负荷状态，人体生物钟被打乱，不良的生活习惯如吸烟、酗酒、滥用药物等可诱发多种疾病。另外，饮食方面如营养不全、饮食习惯不良、饥饱不匀、进餐时间不规律，久而久之导致食欲不振，体质削弱。此外，还有运动不足、睡眠时间不够等，也是导致身体呈现亚健康的因素之一。

❀ 生物因素

人类的健康和长寿40%决定于遗传和客观条件，另外如病毒感染、内分泌失调、代谢异常、免疫系统异常等，也会导致身体呈现亚健康状态。

❀ 年龄因素

人到中年以后机体器官开始老化，体力、精力、能力、代谢随着年龄的增加而递减，各种生理问题会逐渐出现，此时人体处于亚健康状态。

亚健康的危险信号

现在都市生活的紧张和快节奏使得处于"亚健康"状态的人越来越多，而且科技的进步也使得人们越来越注意到了"亚健康的"存在。有调查发现，处于"亚健康"状态的患者年龄多在20~45岁之间。

据全球范围内一项调查显示：真正健康的人只占5%，患病的人不足20%，有75%的人正处在健康与患病之间的亚健康状态。

"亚健康"的危害当然是会向疾病转化，但它最大的危险则在于人们对此漠不关心和忽视，尤其是年轻人。虽说它同时存在向健康

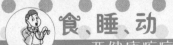

转变的机会，但毕竟向健康转变需要长期的努力，而转变为疾病则是不知不觉中的自动发展。所以相比较之下，由"亚健康"转向健康是需要一番努力的。

一方面掉以轻心，另一方面社会竞争日趋激烈，使得日前处于"亚健康"状态的人口在许多国家和地区仍呈上升趋势。有专家预言，"疲劳"是21世纪人类健康的头号大敌，更麻烦的是各国医学家对"亚健康"进行了研究，但他们至今未发现特异的致病因素，现有的医学对"亚健康"还缺乏真正有效的治疗方法和手段。

当然，亚健康毕竟还不是病，至少不用"谈亚色变"，下面就介绍几个亚健康的危险信号，对照这些信号，看看其中有没有你的影子。

❀ 头晕头痛，总是一副愁容

总是头痛，看起来总是一副双眉紧锁的愁容，如果属于无病因的头痛，很可能就是疲劳。当疲劳出现时，精神紧张、情绪焦虑已经有一段时间了。大脑是神经最集中的器官，紧张时神经会呈现兴奋状态，需要血液、氧气补充，长期紧张兴奋，大脑会出现供血不足，造成神经性头痛。

❀ 关节疼痛，手指有点僵

早晨起来手指关节发硬，活动或按压关节时有疼痛感。这可能是疲劳导致的关节炎。关节长期劳损，加上夜晚温度低、湿气重，早晨就会疼痛。

❀ 心跳加快明显，感到气短无力

有时心跳加快，能感到"咚咚"的心跳，别人也感觉你说话没了底气。我们体内有一种物质叫儿茶酚胺，可以促使心肌收缩力加强，心率加快。过度劳累时，神经会释放过多的儿茶酚胺，使心搏出量增加，血压的收缩压增高，出现脉压变小，经常过度劳累，会导致心肌细胞中毒，发生过劳死。

✿ 肩颈部发僵，动作像机器人

感觉脖子、肩膀僵硬，头部维持在一个姿势不敢活动，像个机器人，这说明你的颈椎严重过劳了。颈椎、韧带、肌肉间是一个稳定的结构，长期保持一个姿势，颈椎会退化、韧带会松弛、肌肉会痉挛，造成颈椎疲劳，放散到肩颈部，就出现了僵硬麻木。

✿ 睡醒了还困，看起来没精神

即使睡满了8小时，但早晨起来还是觉得困，人看起来也没精神。几乎所有的疲劳人群都经历了漫长的试图睡而不成眠、翻来倒去的梦境、不解乏的睡眠。这是因为当大脑疲劳时，神经已经兴奋太久，甚至出现了功能紊乱，在进入睡眠时，神经不能放松，依旧在混乱状态，脑力也就不能恢复。

✿ 一点小事也生气，人际关系有些紧张

有些焦躁，为了一点小事就发脾气，大家都不敢惹你了。不会"早更"了吧？别联想过度，你大概只是累了。疲惫的大脑会储存更多的消极记忆，我们累了的时候更容易闷闷不乐，科学家甚至认为，疲倦者的行为表现与抑郁症患者非常相似。

✿ 眼睛酸涩，没"电力"

你感觉眼睛酸痛、发胀、干涩、视力模糊，别人看你也觉得眼睛无神，电眼魅力不再，这就是疲劳产生的副作用。

✿ 咽喉痛，声音沙哑

咽喉出现烧灼样疼痛，尤其吃东西时感觉严重，不仅说话费劲，大家还说你的声音有点沙哑，那么一定是累了。劳累时，体内的细胞免疫功能低下，血液中的细胞因子错误地接受了病毒，感染就在

离外界最近的器官——咽喉出现了。当然，环境干燥、过度用嗓、抽烟等也起了推波助澜的坏作用。

亚健康是疾病吗

疾病是在一定病因作用下，自稳调节紊乱而发生的异常生命活动过程，并引发一系列代谢、功能、结构的变化，表现为症状、体征和行为的异常。而亚健康处于健康与疾病的中间地带、游离地带，与西医疾病的诊断还有一定的距离，因为西医以病因、病理和组织结构改变作为诊断疾病的依据。中医学认为，疾病是机体在致病因素作用下，气血紊乱，阴阳失调，脏腑经络功能发生异常，并出现一系列临床症状和体征的异常生命过程。亚健康有失眠、乏力、头晕、皮肤粗糙等表现，由此可以推断身体已经出现了阴阳、气血、营卫失衡。

亚健康的特点

1 功能性改变，而不是器质性病变。

2 体征改变，但现有医学技术尚不能发现病理改变。

3 生命质量差，长期处于低健康水平。

4 慢性病伴随的病变部位之外的不健康体征。

除了身体亚健康，还应重视以下几种亚健康状态：

1. 身体成长亚健康：学生营养过剩和营养失衡同时存在，体质较弱。

2. 心理亚健康：来自家庭、学校的压力，引发了青少年的逆反心理、反复心理、自卑心理、厌学心理等，抗挫折能力较差。

3. 情感亚健康：本应关心社会，对生活充满激情，但实际上他们对很多事情都很冷漠，使自己的心理领空越来越狭小。

4. 思想亚健康：思想表面化，脆弱、不坚定，容易接受外界刺激并改变自我。

5. 行为亚健康：表现为行为的程式化，时间长了容易产生行为偏激。

哪些人群易患亚健康

世界卫生组织的一项全球性调查结果表明，真正健康的人仅占5%，患有疾病的人占20%，而75%的人处于亚健康状态转化。亚健康状态是不断变化发展的，它既可以向健康状态转化，也可以向疾病状态转化。因此，对亚健康的研究是21世纪生命科学研究的重要组成部分。

在2002年4月举办的"2002年中国国际亚健康学术成果研讨会"上，专家指出：我国人口15%属于健康，15%属于非健康，70%属于亚健康，亚健康人数超过9亿。而其中的70%左右都是知识分子。企业管理者中有85%以上的人处于亚健康状态。"白领阶层"是亚健康的主要人群。

为什么白领阶层是亚健康状态的主要人群呢？这是由于紧张的工作和生活的压力，造成白领阶层人士生理与心理的双重疲劳。据我国一项专题调查显示，北京市高级职称的中年知识分子中，竟有高达75.3%的人处于亚健康状态。更令人担忧的是，有85%以上的企业管理者处于亚健康状态或慢性疲劳状态，这是由他们所处的特殊工作、生活环境和行为模式所决定的。

白领阶层社会生活节奏快、心理压力大，都市生活繁杂，人际关系复杂，难以避免的风险，意料不到的挫折，环境质量的恶化，生活不规律，特别是吸烟、酗酒、暴饮暴食、缺乏必要的运动，使

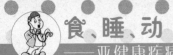

很多人陷入亚健康状态。

我们先看看白领人士的一日三餐。早餐以简便、快捷为主，典型的食谱是牛奶加面包，囫囵吞枣式的吃法，这一餐似乎为应付任务，解决饥饿问题；午餐以盒饭、快餐为主，因时间仓促而饥不择食、狼吞虎咽，饭后很快进入工作状态；晚餐弥补早、中餐的不足，用较多的时间来享用美味佳肴，往往吃得过饱和营养过剩。而且，受文化观念影响，白领阶层饮食的欧美化趋势日渐严重，高脂肪、高蛋白食物摄入较多。显然，这与"早餐吃好，午餐吃饱，晚餐吃少"的健康饮食法背道而驰，高脂肪、高蛋白、高热量的摄入则无异于雪上加霜，结果自然是亚健康状态紧紧相随。

另一方面，白领人士在心理上所承受的压力也是远远高于常人的，学习、工作、生活的压力重重叠叠，社会、家庭、个人的问题层出不穷，心理不堪重负的白领，"压"出的亚健康状态远比常人要多。

防治亚健康的意义

处于亚健康状态的人群占总人口的75%。亚健康状态是健康与疾病的中转站，当身体素质较好，持续劳累时间不长，工作后能得到及时休息和调整时，人体即可保持这种状态而不发病，或者逐渐向健康状态转化。当人体持续疲劳，身体功能状态不好时，则会向疾病状态转化。当这种状况不可逆转时，甚至会危及生命。只有对亚健康状态予以高度重视，并分析其原因、发病现状，制订科学、合理的预防干预对策，才能挽救处于健康边缘的人群。有人预测21世纪医学的重心将是亚健康状态。

1. 延长寿命，降低死亡率。通过对亚健康状态等危险因素的积极干预，可以使冠心病、脑卒中等疾病的发病率和死亡率大大下降。

2. 保护家庭、社会的栋梁和支柱。亚健康好发于中年群体，这个群体正肩负着事业、家庭、社会的重担，忍辱负重，易出现慢性疲劳、心脑血管疾病、代谢性疾病，是亚健康的高危人群。对中年群体亚健康的防治，可以保护家庭、社会的栋梁和支柱。

3. 对亚健康的防治还可促使人们更新健康观念，让更多的人开始注重自我保健，形成全方位的大健康观。

4. 保护国家的未来和希望。对青少年群体亚健康状态的防治关系中国未来的发展。培养青少年群体健康良好的心身素质，克服独生子女在家庭成长中的不利因素，锻炼青少年坚韧不拔的意志品格，培养良好的身体素质，使他们健康茁壮地成长，意义重大而深远。

对待亚健康应有的态度

过去，"健康"和"疾病"是绝对的对立，非此即彼。而今，你可以理直气壮地宣布"我没生病"，却不能斩钉截铁地肯定"我是健康的"。因为"健康"和"疾病"之间出现了"第三者"——亚健康。

亚健康是一种临界状态，处于亚健康状态的人虽然没有明确的疾病，但出现精神活力和适应能力下降，如果这种状态不能及时纠正，就容易引起心身疾病，包括心理障碍、胃肠道疾病、高血压、冠心病、癌症、性功能下降、倦怠、注意力不集中、心情烦躁、失眠、消化功能失调、食欲不振、腹胀、心慌、胸闷、便秘、腹泻、疲惫，甚至有欲死的感觉，而体格检查并无器质性病变，主要是功能性问题。处于亚健康状态的人，除了疲劳、不适感，一般不会有生命危险，而一旦遇到高强度刺激，如熬夜、发脾气等应激状态，

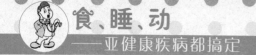

则很容易出现猝死，这就是"过劳死"。

亚健康说轻则轻，说重则重，这是因为它不是病，通过合理的调整，可以转化为健康的状态。而说它重则是因为它能引发各种疾病，甚至导致死亡，"过劳死"就是其中一种。因此，我们在看待亚健康时要保持正确的态度，既不能轻视它，也不能害怕它。

✿ 不轻视

随着时代的不同，人们的健康观念不断地发生变化，从最早的"不得病就是健康"逐渐转变为"长寿就是健康"，如今又发展到"追求健康寿命"。

虽然我国的人均寿命逐年增长，目前已经达到 71 岁，但是减去残疾、卧床、植物人等非健康寿命，实际人均寿命只有 62.5 岁，比世界排名第一的日本足足少了 12 岁，在世界上属于落后水平。触目惊心的数字提醒人们，健康寿命才是真正的长寿。

世界卫生组织指出，21 世纪威胁人类的头号杀手是生活方式，尤其是它的"前奏"——亚健康。它是身体走向疾病的开端，若不积极干预，最终会导致神经系统、血液与淋巴循环、消化、呼吸、内分泌系统的多种疾病，甚至猝死。

在亚健康这一领域，最好的医生是自己，而自我治疗的第一步，也是最为关键的一步，就是足够的重视。轻视亚健康，就是轻视生命。

✿ 不害怕

面对亚健康，不同的人表现出的态度也不同。有的人注意学习相关医疗保健知识，客观正确地对待这种现象，通过积极有效的锻炼、治疗，使精神、情绪、阴阳气血保持相对平衡的状态，逐渐走出了亚健康。

但还有一部分人，对健康和疾病的认识存在误区，略有不适就到医院做各种检查，然后服用各式各样的药物；甚至有人病急乱投医，不辨好坏地搜罗了大量的"奇药""绝技"，不但未使原有症状减轻，而且加重了思想负担，甚至成为一种"心病"。

儿童也有亚健康

儿童有多动、注意力不集中、容易疲劳、厌食等问题，家长大多认为是孩子不听话。其实，这样的孩子有可能处在一个亚健康状态，必须引起重视。

儿童亚健康比成人亚健康更不容易界定，也更接近疾病状态，后果也更严重，且呈逐年上升趋势。营养过剩、营养失衡均会导致儿童亚健康，表现为易感冒发热、抵抗力弱、生长发育迟缓、面色萎黄、厌食、偏食、哭闹易怒、多动不安等，这些都是儿童亚健康的临床表现。

造成儿童亚健康的因素有很多，家庭因素是一个不容忽视的原因。家庭的过分溺爱与放纵使青少年从小有一种优越心理，做事容易以自我为中心，很少考虑别人，在各种能力表现上缺少独立性。

营养因素也是一个重要因素，有关研究人员通过对学生一天生活状况的抽样调查发现，上午出现疲劳感的占16%，下午出现疲劳感的占64%，在一天内自我感觉精神良好的仅占10%左右。这一调查说明，在当前学生中营养供应不足和体力不足还是占有相当比例的。中国学生在营养不足、营养过剩两方面的比率都明显偏高。一方面学生营养过剩，一方面营养失衡同时存在，这就是我国儿童的营养现状。造成儿童营养失衡的原因在于缺乏科学的饮食观念，很多家长对孩子百依百顺，要什么给买什么，经常吃洋快餐，零食冷

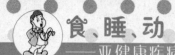
饮不断，使孩子一方面营养过剩，一方面缺乏必要的营养，虽然长得胖，却营养不良。

儿童亚健康问题的一个重要因素是睡眠不足，导致上课时注意力不集中、困倦，晚上还要完成大量的家庭作业，使得学生不得不占用睡眠时间来完成作业。其实睡眠对于处于成长发育阶段的孩子来说至关重要，占用睡眠时间只会危害健康。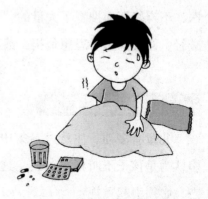

此外，环境污染、家庭装修中的污染以及儿童玩具、学习用品的污染都会影响儿童的身心发育，并引发一系列亚健康症状。

儿童亚健康的危害比成人亚健康更深远。首先，亚健康会影响儿童生长发育，就像盖房子，首先要打好地基，长期处于亚健康状态，容易造成儿童睡眠差、免疫力低下、营养摄入不均衡，影响骨骼、神经和智力的正常发育。其次，会影响儿童的学习动力和学习效率，导致儿童学习能力差。另外，会影响儿童的心理健康，长期处于亚健康状态的儿童极易出现心理抑郁、无心学业等情况，给孩子的性格发展、人格完善和成年后的品德素质造成不良影响。

青少年亚健康的原因

家长担负着养育子女的义务和责任，了解子女健康成长的影响因素十分重要。目前，学生课业负担过重，休息、锻炼时间严重不足等因素，严重影响了青少年的身心健康。最新国家体质健康监测数据显示，青少年耐力、力量、速度等体能指标持续下降，眼镜族、肥胖超重族显著增加，半数以上青少年学习超时、睡眠不足、心理发育不健康，遇到挫折就逆反、厌烦，出现过激行为，网络成瘾者更是沉迷于虚拟世界而不能自拔等，出现了一系列亚健康症状。而又因为青少年处于身心发展的塑形阶段，容易受到各种因素的影响。所以，这一群体的亚健康更应当引起重视。其形成原因主要有以下两个方面。

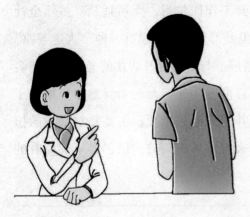

❀ 饮食问题

现阶段青少年饮食不当问题比较多，例如摄入过量脂肪、精制糖、酒精、咖啡因、药物、不安全食品等，均可导致机体免疫力下降，油炸食品、零食、汽水、可乐等均在这些黑名单之列。

不少青少年不注意饮食卫生，不按时吃早餐，中餐随便吃一点，女生为减肥而节食……这些均可导致青少年营养摄取不足（营养不良）、面黄肌瘦、体质虚弱，对身体发育不利。

❀ 心理问题

青少年面临学业压力、人际关系压力、情感压力等诸多因素，其心理变化处在波动较大的阶段，是人格定型、发展的关键时期，能否处理好各种心理问题，直接影响着青少年的成长与成才。目前，大多数青少年为独生子女，心理素质比较脆弱，因此，心理健康问题更加突出。

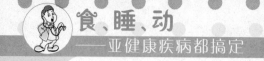
老年人亚健康的表现

人到老年，随着生理、心理的变化，以及在社会、家庭中地位的改变，会发生一些不利于身心健康的心理变化，使机体处于亚健康状态。其亚健康表现主要有两方面：

❀ 心理方面

随着年龄、生活的变化，功能的衰退，部分老年人会出现无用、失落、悲观感。部分老年人离开工作岗位后，无所适从。虽然全社会都关心老年人和老年工作，但是部分老年人总有一种"人走茶凉""隔墙听戏，两样天地"的失落感。与子女分开居住的老人孤独感会更明显。另外，老年人还有会恐惧感。老年人的恐惧感主要来源于疾病和死亡的威胁，这种恐惧并非完全是怕死，主要是对疾病的担心，担心自己患病后给子女带来沉重负担而被讨厌，得不到应有的照顾。

❀ 身体方面

除了失业、待业或退休等逐渐远离主流社会，收入水平下降，子女长大成人另立家庭，失落感增强，各种疾病因素袭击，导致个人的生活、社交圈子缩小，加上社会上一些不当的医药广告宣传误导导致精神过度紧张等因素外，最关键的首先是身体体质和精力下降等因素导致亚健康状态。有的人自己到处寻医找药，既浪费医药费，也容易导致药源性疾病。

亚健康状态自测

下面做个测试，对照以下症状。看你离亚健康有多远。

1. 上楼梯就心慌，气喘腿软，胸口像塞了棉花，憋得慌。

2. 常常感到腰、背、颈、肩部位酸痛。

3. 洗头或睡觉醒后有较多头发脱落。

4. 经常感到头沉甸甸的，容易疲倦，很难集中精力，工作效率较低。

5. 失眠多梦，睡不踏实，早上恋床，白天工作没有精神。

6. 易感冒，很长时间不好。

7. 体质虚弱，起立较猛时眼前一片漆黑。

8. 感觉比较饿，但一见到饭菜就没有胃口。

9. 莫名其妙地感到心烦意乱，身体阵阵发热。

10. 非常在乎别人对自己的评价，精神常处于紧张状态，易把事情往坏处想。

11. 经常感到头痛头晕，有时耳朵里好像有东西不停地响。

12. 月经不调、性功能减退。

答案：如果有 3 条以上的症状出现在你身上，表明身体已经处于亚状态。与以上几点符合的越多，持续时间越长，"亚健康"问题越严重，说明机体各器官和系统功能下降程度越严重，越应及早改变不良生活方式，向医师咨询日常生活注意事项。

逃离亚健康的生活保健术

1. 维生素和矿物质是人体所必需的营养素。人体不能合成维生素和矿物质，而维生素 C、B 族维生素和铁等对人体尤为重要，一日三餐多吃新鲜蔬菜、瓜果、鱼和水产品，这样可以补充人体所必需的各种营养物质、维生素和微量元素。

2. 日常饮食要少盐、少糖，应多吃些高蛋白的食物，如豆制品等。

3. 注意不要暴饮暴食或偏食。暴饮暴食会造成消化道器质性病变，偏食会因为缺乏某种营养物质而诱发"亚健康"状态。

4. 调整心理状态，缓解精神压力，保持积极、乐观。

5. 学会"主动休息"。在快节奏的现代社会，要预防、消除亚健康，就需要在身心还未疲乏时，就主动歇工，让身体"充电"后再干，这比长时间连续工作效果好，也不伤身体。

6. 长时间坐办公室的人，更应该每隔一小时活动一下，可做简单的保健操，也可以随意舒活筋骨，这样费时不多，却能有效防止由"静坐"的生活方式而导致的慢性疾病。

第二章

亚健康表现出来的具体症状

疲劳是健康的杀手

疲劳是亚健康的主要表现之一，而长期的疲劳则是健康的大敌，是导致疾病产生的重要原因。现代社会生活节奏日益加快，劳动强度日益增大，越来越多的人生活在疲劳中，处在亚健康状态下。疲劳越来越成为不可忽视的健康"杀手"。

人们的疲劳包括体力疲劳、病态疲劳及精神疲劳三部分。体力疲劳是紧张劳动所造成的，体力疲劳使人感到全身乏力，关节酸痛，头晕，懒散瞌睡。但这种疲劳极易消除，只要适当休息就可得到有效缓解。病态疲劳往往是某种疾病的预兆，或是某种生理机能严重失调的结果，不论是普通疾病还是严重的器质性病变，在其起始阶段都能引起疲劳。精神疲劳则是由社会心理因素所造成的，由于种种原因导致心情不愉快，情绪低落，精神抑郁；长期下去，使人心力交瘁，备感疲倦。需要了解的是，无论是体力疲劳、病态疲劳还是精神疲劳，都是紧密相连、互为影响的。极度的体力疲劳极易使人懒于动脑，昏昏欲睡；极度的精神疲劳，又往往使人感到浑身无力，懒于动弹；过度的体力疲劳、精神疲劳又常常会导致病态疲劳。现实生活中，有许多中年人常明显感到疲劳，常常又因为尚未出现明显迹象，而疏于就医，天长日久，日积月累，就会积重难返。

要消除疲劳，就要休息好。而休息又有静态与动态之分。静态休息如坐、躺、睡等；动态休息即变换活动方式，调节工作内容，以此消除疲劳，动态与静态相结合的休息方式效果更佳。

"过劳死"的危险信号

2013年9月6日，曾经的谷歌全球副总裁、创新工厂董事长、青年创业导师李开复在微博上透露自己罹患癌症——淋巴癌。

李开复称：在以往的职业生涯里，我一直笃信"付出总有回报"的信念，所以给自己的负荷一直比较重，甚至坚持每天努力挤出三小时时间工作，还曾天真地和人比赛"谁的睡眠更少"、"谁能在凌晨及时回复邮件"……努力把"拼命"作为自己的一个标签。

王均瑶，均瑶集团董事长，因肠癌逝世，年仅38岁。王均瑶逝世前不久获得上海市第11届杰出青年的称号。熟悉他的人都说，王均瑶是累死的，他玩命工作的操劳程度非常人能比。

汤君年，汤臣集团创始人、浦东开发第一人，因糖尿病并发症在香港养和医院去世，享年仅56岁。据知情人士透露，困扰汤君年的除家族遗传的糖尿病外，还有来自工作和生活的巨大精神压力。

杨迈，爱立信（中国）有限公司总裁，在接连忙碌了几个星期后，因心搏骤停突然逝世。杨迈无疑是个"鞠躬尽瘁，死而后已"的职业典型。

彭作义，青岛啤酒股份有限公司总经理，2000 年"中国十大经济风云人物"，外号"拼命三郎"，下班后到海滩游泳，心脏病突发死亡，享年 56 岁。公司的工作人员这么说：这几年，彭总，太累了。

不单单是企业家、领导，普通职员也会有"过劳死"的状况。

2012 年 7 月，年仅 24 岁的杭州 4 钻淘宝网店女店主在家中猝死，从她的微博可以看到"为什么 1 天只有 24 小时，我想做能充电的机器人""请大家爱惜颈椎""今天全身酸痛"等诸如此类的话语。

2013 年 5 月 13 日，奥美中国北京分公司一名年轻员工在办公室突发心脏病，经医院抢救无效死亡，年仅 24 岁。一周之前，这名员工已经出现身体不适，并请假一周，事发当日正是其回公司上班的第一天，而此前，他只称自己胃肠不舒服，去医院检查也没查出异常。浏览该猝死员工微博发现，他常常发的是在加班，或者半夜回家的消息。

"过劳死"的事例还有很多很多，从以上这几个事例中，我们足以看出"过劳死"的特点，基本是由于工作时间过长，劳动强度过大，以致筋疲力竭，突然引发身体内潜藏的疾病恶化，救治不及而亡。要想防止"过劳死"，就必须了解身体为我们发出的"过劳死"的信号，专家提醒：在以下症状中，占有 7 项以上的人，即是过度疲劳的危险者，占 10 项以上就可能发生"过劳死"。

1. 经常感到疲倦，忘性大。
2. 酒量突然下降，即使饮酒也不感到有滋味。
3. 突然觉得有衰老感。
4. 肩部和颈部发木发僵。
5. 因为疲劳和苦闷失眠。

6. 有一点小事也烦躁和生气。

7. 经常头痛和胸闷。

8. 发生高血压、糖尿病，心电图测试结果不正常。

9. 体重突然变化大，出现"将军肚"。

10. 几乎每天晚上聚餐饮酒。

11. 一天喝 5 杯以上咖啡。

12. 经常不吃早饭或吃饭时间不固定。

13. 喜欢吃油炸食品。

14. 一天吸烟 30 支以上。

15. 晚上 10 时也不回家或者 12 时以后回家占一半以上。

16. 上下班单程占 2 小时以上。

17. 最近几年运动也不流汗。

18. 自我感觉身体良好而不看病。

19. 一天工作 10 小时以上。

20. 星期天也上班。

21. 经常出差，每周只在家住两三天。

22. 夜班多，工作时间不规则。

23. 最近有工作调动或工作变化。

24. 升职或者工作量多。

25. 最近以来加班时间突然增加。

26. 人际关系突然变坏。

27. 最近常常工作失误。

易患感冒

感冒是最常见的上呼吸道疾病，民间俗称"伤风"。处于亚健康状态的人员，由于免疫功能低下，天气稍变化，或衣着稍有不慎，就容易感冒，甚至周围人一有打喷嚏就患上感冒。经常感冒的人，精力难以充沛，时有轻度恶寒或发烧症状。反复感冒，还可能变生他病，如扁桃体炎、鼻窦炎、中耳炎、气管炎，乃至心肌炎、肾小球肾炎等。

反复感冒（或称反复呼吸道感染）属于亚健康状态的一种表现，可以由多种病原体（主要是病毒和细菌）诱发，但根本原因是机体免疫功能不足。也与人体缺乏多种微量元素有关。天气寒冷变化较快，极易患感冒。加之亚健康状态的人由于社会生活紧张，工作压力大，大气环境污染，长期工作在空调环境下，缺乏必要的锻炼等，体质下降，机体抵抗力减弱，患感冒的人就更多，而且感冒反反复复，不易痊愈。

为什么亚健康状态的人很容易感冒，且不易痊愈呢？就是因为机体的免疫力低下所造成的。许多人都认为，感冒只是一种小毛病，但对于亚健康状态的人却不然。除了一般感冒症状之外，还有全身无力，说话声音小，手足发凉，气短等症状，如不及时治疗，给机体带来的伤害会再次削弱机体抗病能力，使体质更虚，甚至引发其他疾病，严重时可致鼻窦炎、中耳炎、肺炎、肾炎等并发症，危害身体健康。因此，很好的抵抗、治疗感冒对于体虚者来说，就是获得健康的关键。

对于反复感冒不愈的亚健康状态的人，应选择适合其身体状况的感冒药。导致反复感冒的原因就是免疫力低下，所以，治疗时除了要缓解感冒症状，更重要的是同时提高机体免疫力。这样感冒才能及时痊愈且不易复发。

容易失眠

当夜幕降临，辛劳一天的人们大多能安然入睡，进入甜蜜的梦乡，但也有不少人难以顺利地进入梦乡，出现各种睡眠障碍。有的人难以入睡；有的人睡眠中易醒，醒后难以再度入睡；有的人天不亮便早醒；有的人睡而不沉，夜间多梦，白天头晕，乏力；有的人甚至彻夜不眠……据报道，目前我国失眠患者约1.5亿，睡眠不良者达3亿人，其中2亿人生活在城镇。在我国成年人中，约50%的人有睡眠障碍的经历，而职业女性中有80%的人受睡眠障碍的困扰，在中老年人群中发生睡眠障碍也为数不少。

失眠是一种常见的睡眠障碍，在亚健康综合征中，失眠是常见症状之一。当前，人们由于生活节奏加快，学习或工作压力加大，精神负荷增大，夜生活时间延长，生物钟打乱等常造成失眠。失眠的这类人常常是夜间辗转反侧，难以入眠，第二天则感到疲乏不堪、哈欠连天、头昏目眩。据最新调查，在我国人群中大约有四成人饱受失眠的困扰。

中医学认为，思虑劳倦太过，常常伤及心脾。心力交瘁、脾气受损、心脾不足，造成营血亏虚，以致心神失养，从而导致失眠不寐。如果工作压力过大，事业不顺，肝气郁结，郁而化火，火炎上扰，心神不宁也可导致失眠多梦。长期烦扰、心血久耗，则可出现阴虚失养、心神失宁，也可导致失眠反复不愈。

美国芝加哥大学曾做过一项研究，结果表明失眠与内分泌密切相关。研究人员发现，连续一周每天睡4个小时的青年受试者，血糖值均有所增高，这可能是由于睡眠不足所导致中枢神经系统变得活跃，抑制了胰腺功能，使胰岛素分泌量下降而引起。研究人员推测，睡眠不足可能是近年来罹患糖尿病人数增加的原因之一。

在对中年人的研究中也发现，失眠同样可引起内分泌紊乱。在正常情况下，人的皮质类固醇的分泌量在夜晚会逐渐下降，与褪黑激素相配合，使人能很快进入梦境。皮质类固醇的量会随着天亮慢慢上升，在天快亮时达到最高峰。而有了充足的睡眠以后，皮质类固醇就会有正常自然的循环，使人精神焕发。但如果连续一周睡眠不足，皮质类固醇在清晨根本无法上升到高峰，人便会出现精神委靡不振等现象。

专家认为，充足的睡眠、均衡的饮食和适当的运动是健康生活最重要的三个方面，如果想要远离亚健康的状态，就必须保证充足的睡眠。

食欲不振

人总是有进食欲望的，俗语说，"人是铁，饭是钢，一顿不吃饿得慌。"但有的人总是无饥饿感，出现畏食、厌食或食量减少，纵然勉强进食也食而无味，食后腹胀，消化不良。以上表现便是我们通常所说的食欲缺乏。

亚健康人群由于压力过大，情绪低落，精神萎靡，几乎都会出现食欲不振的症状。由于精神过度紧张或精神创伤，长期的强烈刺激、过度疲劳以及忧郁等，都会影响胃的正常运动与分泌，导致胃的功能紊乱，从而产生食欲不振。

※食欲不振通常是由两方面因素造成的

一是病理性的，如慢性胃炎、胃迟缓、胃癌，都有可能出现这样的症状。肝病的初期症状也是会引发长期食欲缺乏。事实上，因肝病而引发的食欲缺乏通常呈极端化，严重时根本没有食欲。患者的亲朋好友只要稍加注意，即可看出病人对食物的严重排斥。此外，像肾病、甲状腺功能不足等内分泌疾病、痢疾、霍乱等感染症以及心脏病、脑肿瘤等，也都可能导致食欲缺乏。女性在妊娠初期，也可能导致食欲缺乏或呕吐。

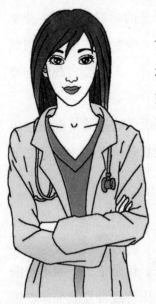

二是非病理性的，即没有生病，却长期食欲不振，不思饮食，引起营养状态恶化。这种状况只是由于学习紧张、工作压力过大，精神不愉快、悲哀、忧愁，过食高糖、高脂肪食物等原因而导致食欲缺乏、食量减少，这便属于一种亚健康状态。许多上班族由于疲劳或精神紧张，可能导致暂时性食欲缺乏，这是属于比较轻微的现象。此外，若是过食、过饮、运动量不足、慢性便秘，也都是引起食欲缺乏的因素，但要注意一些潜藏的危机，诸如无缘无故的食欲缺乏、连续不断的食欲缺乏等。

总之，食欲不振较严重且持续时间较长时，要首先到医院就诊以查明原因，进行必要的治疗。否则，由于自己的"无知"而可能造成病情恶化。对于非病理性的食欲不振，可通过以下几个方面来进行恢复治疗。

1. 使用新鲜的食品。食品本身各有自己的气味，但必须使用新鲜的原料，才能使风味盈然。像水果、鱼虾、蔬菜等愈新鲜，味愈好，也愈能使人产生食欲。

2. 充分利用酸味。醋、柠檬、柚子等酸味食物可使胃液分泌旺盛，从而提高食欲。

3. 香辣品有开胃效果。咖喱粉、生姜、芥菜、山葵等香辣品以及大蒜、洋葱、韭菜等蔬菜，只要配合巧妙，会产生特殊的能唤起食欲的效果。

4. 食适口之物。因感冒而食欲减退时，吃乌梅干就可开胃，也很适口。一般而言，半流质的东西部比较适合食欲不振的人的口味，如豆浆、豆腐、肉汤、肉冻、鱼丸、汤及米粥等。这些东西，即使食欲很差的人，也能吃进一些。

此外，要记住，喜欢吃凉拌菜的，就不要做成热菜吃，反之亦然。饭菜的适宜的温度也是增进食欲的一个方面。

畏寒怕冷

在亚健康人群中，有一类人经常有畏寒怕冷的感觉，穿着的衣服与季节不符，明显多于常人。严重畏寒怕冷的人，夏季炎热气候时，也须穿长衣长裤，不敢吹风扇、空调，但到医院检查，往往又查不出什么器质性疾病，令人十分痛苦。有些人因冒雨涉水、受寒凉过重也可引起畏寒怕冷。

畏寒怕冷是指人体在没有炎症感染、病毒性感染等情况下，比正常人畏惧寒冷，手足发凉，衣着比正常人多，冬季更加严重，尤其多见于老年人及妇女。还有一种叫做"低体温综合征"的疾病，主要表现为：自觉畏寒怕冷，面色苍白，口唇色紫，呼吸减慢，血压偏低，四肢发凉，严重者可出现低血压、心搏骤停。

畏寒怕冷可能由贫血、低血压病、甲状腺功能减退、内分泌失调而导致，但大多数畏寒怕冷、四肢发凉的人属于亚健康状态，主要原因是饮食不当、营养缺乏、衣着不当、缺乏运动、喜静少动所引起，合理营养，增加进食温热类食物，可明显增强机体的御寒能力。治疗畏寒怕冷的亚健康状态需采取综合措施，如注意饮食、运动、生活细节等。

在饮食上可加强营养、多食蛋白质含量丰富的食物，要补充足够的糖类、脂肪、维生素、矿物质和纤维素、适当多食柑橘、全麦饼干、各种水果、花生米、乳制品、豆浆、巧克力等食品。畏寒怕冷者应多选择偏碱性食物和富含锌、铁、钙的食物，如虾、海参、核桃仁、糯米、韭菜、辣椒、牛肉、鸡肉、狗肉、羊肉和鹿肉等。平常烧菜时，适当多加五香粉、八角、茴香、砂仁、生姜、葱等佐料，以促进阳气外达。

在运动上可根据每个人的年龄、体质和环境条件，选择适合自己的运动项目。因为适当的运动不但可以强壮制造热量的肌肉，改善激素分泌，促进新陈代谢，还会帮助把热量输送到身体的各个部分。此外，每天早晨用冷水洗脸、洗鼻腔、擦身，也可使机体抵御寒冷的能力逐渐增强。耐寒锻炼，最好从夏天开始，要循序渐进。持之以恒。

抵御寒冷还要注意及时增减衣服，其中要特别重视头部、腹背与足部的保暖。着装的基本原则是："上装稍薄而下装厚，衣服鞋袜要宽松、保暖性能好。"应避免穿过于紧身的衣裤，以免妨碍血液循环。

情绪抑郁

抑郁症是精神科领域的常见疾病，是以情绪低落为主要特征的一类心理疾病。轻者外表如常，内心有痛苦体验；重者可表现为情绪低落、愁眉苦脸、唉声叹气、自卑等，有些患者常常伴有神经官能症症状。更严重的抑郁症患者会出现悲观厌世、绝望、自责自罪、幻觉妄想、食欲缺乏、体重锐减，并伴有严重的自杀倾向。

世界卫生组织研究显示，全球抑郁症年患病率约为11％。从疾病负担看，目前抑郁症已经成为世界第四大疾病，预计到2020年，可能成为仅次于冠心病的人类第二大疾患。根据一项流行病学调查估算，我国抑郁症患者已达9000万人，并呈逐年上升的态势，严重危害公众身心健康。

抑郁症是一种重度的心理疾病，已经超出了亚健康的范畴。亚健康状态下的心理问题只是一种轻微的抑郁情绪，它和抑郁症是有区别的。亚健康状态的情绪抑郁反应是对某一不愉快事情的反应，当人们遇到家庭纠纷，或升学、就业、婚姻等方面的困难，或股票下跌，或职业升迁，或身体不佳、疾病缠身等不愉快的事情，便会感到心事不顺，情绪低落，心情抑郁，少言寡欢。这种情绪抑郁就是一种亚健康状态

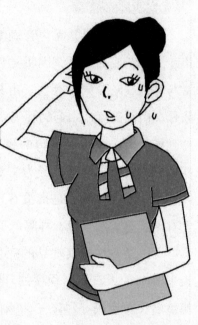

的表现，如果不及时纠正，会导致抑郁症这一精神疾病及其他心身疾病。

抑郁症对人的危害是很大的，它会彻底改变人对世界以及人际关系的认识，甚至会以自杀来结束自己的生命。因此，抑郁症的及时治疗是很重要的，其治疗方法以心理治疗为主，药物治疗为辅。对由于家庭和工作问题造成患抑郁症的患者，应进行社会治疗，即以心理医生为主，在患者亲友和单位领导配合下，开导患者，各方面关心患者，改变患者工作环境，让患者的领导和同事等人改变对

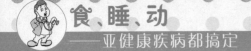

患者的错误看法，树立患者的生活信心，这往往可以收到很好疗效。

对于亚健康状态的情绪抑郁，要尽早予以心理疏导和调控，以免形成心理疾病。

耳鸣

耳鸣是在外界并无声音刺激的情况下，患者自觉耳内或头内有声音，音调或高或低，因听觉功能紊乱而引起。由耳部病变引起的常与耳聋或眩晕同时存在。由其他因素引起的，则可不伴有耳聋或眩晕。由耳部疾病引起的耳鸣，称为耳源性耳鸣。它一般为低音调，如刮风、火车或机器运转的轰鸣声。也可能是高音调的，如蝉鸣、吹哨或汽笛声。耳鸣可分为主观性耳鸣和客观性耳鸣，临床所指耳鸣均为主观性耳鸣，是指没有外界声音刺激，而在耳内或头部主观上有声音感觉的现象，耳鸣严重者可引起严重后果。

耳鸣是一种极其常见的症状，据统计，耳鸣发病率较高，成年人中20%的人有不同程度的耳鸣，其中4%有严重耳鸣，发病率随年龄增长而增高，74%～80%的发病年龄在40岁以上。这些人群中，部分在五官科、内科等的理化检测中均查不出器质性病变，其实这是一种亚健康状态。

我国的耳鸣患者超过1亿，而且至少有4000万人受耳鸣的严重困扰，生活质量下降，需要得到医生的帮助；有100万患者因耳鸣不能进行正常的生活、工作和学习，并伴有严重的心理障碍。随着人们生活方式、饮食结构的改变，环境和噪声污染的加剧等原因，耳鸣的发病率还会逐渐升高。著名音乐家贝多芬28岁时听力就开始明显减退，在他以后的音乐创作生涯中是痛苦的，不仅耳聋逐渐加重，而且伴有头痛及持续性的严重耳鸣，他的耳鸣为混合声性质，包括噪声、哨声、鸣声甚至喊叫声，这使他在以后的生活中，不得不用棉球塞住双耳来对付强噪声与嘈杂的环境，可以想象作为音乐家的贝多芬，耳鸣给他带来无比的痛苦。

耳鸣的危害：影响人的听力，"久鸣必聋"即俗语讲的"闹聋"，多数情况为渐进性听力减退，高频听力尤甚；影响人的精神生活，一旦患有耳鸣，可使患者出现一系列精神和心理障碍，这些心理障碍又可加重耳鸣，如此恶性循环，如可造成患者失眠、健忘、性格改变、忧虑症、抑郁症等，影响人的身体健康，严重耳鸣者可使患者心态失衡、内分泌失调、免疫力低下、易诱发其他疾病。

调查表明，约有42%的耳鸣患者在心情愉快时感到耳鸣程度明显减轻。大部分耳鸣患者在感到疲劳、悲伤、愤怒、紧张时耳鸣加重。为耳鸣而感到不安、忧虑、焦躁、易怒、抑郁、恐惧等，这些情绪都更加不利于对耳鸣症状的缓解。

耳鸣的发展可受各种生活因素的影响，如科学家研究发现，耳鸣耳聋与饮食有关。因此欲避免耳鸣，得从生活预防保健着手。我们在日常生活中掌握合理和科学的饮食，注重心理和起居的调试，对防治耳鸣具有十分重要的意义。

中医学认为，亚健康状态引起的耳鸣、听力减退大多因肾阴虚弱或气血不足等原因所引起，所以食疗可以滋阴补肾、益气养血为原则，坚持食用2～3个月，可收到聪耳的作用。

颈肩疼痛

颈肩亚健康即颈椎病、肩周炎的前期表现，较早出现的症状是颈肩部酸胀、头晕。久坐办公桌或电脑前工作，低头织毛衣，长时间开车等，均会引起颈肩部酸胀，好像一块石头压在上面；或者晨

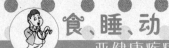

起后发现脖子不能扭转、局部疼痛、头晕眼花、心慌、手足麻木等，症状时轻时重。做磁共振、CT、X线检查，颈椎往往无骨质增生、椎间盘变性、生理曲度改变。如果不及时治疗，有可能发展为颈椎病和肩周炎。

颈肩部是人体的重要部位，在颈部和肩部分布着许多块肌肉，支撑着沉重的头部。为了适应视觉、听觉和嗅觉的刺激反应，颈部需要经常转动，这就决定了颈部容易受到各种有害刺激的伤害。同时颈部还有非常重要的神经、血管、脊髓通过，颈椎椎体也比较小，所以颈部是人体中较为脆弱的部位。

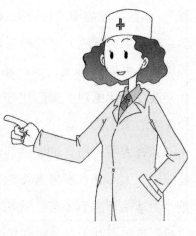

肩关节是人体全身关节中活动范围最大的关节，其关节囊较松弛，关节的稳定性大部分靠关节周围的肌肉、肌腱及韧带来维持，而肌腱本身的血液供应较差，并且随着年龄的增长会发生退行性改变，加之肩关节的频繁活动，其劳损自然会加快。颈部和肩关节两者的紧密相邻，使颈肩部疼痛的人越来越多，尤其是上班族，如公司白领、会计等，由于长期低头伏案工作，使颈椎长时间处于屈曲位或某些特定体位，不仅使颈椎间盘内的压力增高，而且也使颈部肌肉长期处于非协调受力状态，颈后部肌肉和韧带易受牵拉劳损，椎体前缘相互磨损、增生，再加上扭转、侧屈过度，进一步导致损伤，易发生颈椎病。因此办公室白领应经常做这几个动作。

❀ 活动颈部

应在工作1~2小时左右，有目的地让头颈部向前后左右转动数次，转动时应轻柔、缓慢，以达到各个方向的最大运动范围为准，使颈椎关节疲劳得到缓解。

❀ 保持坐姿正确

正确的坐姿，应保持自然的端坐位，臀部和背部要充分接触椅面，双肩后展，两肩连线与桌缘平行，脊柱正直，两足着地。将桌椅高度调到与自己身高比例合适的最佳状态，使目光平视电脑屏幕，双肩放松。避免头颈部过度前屈或过度后仰，以减轻长时间端坐引起的颈部疲劳。同时，还应不时站起来走动，活动一下颈肩部，使颈肩部的肌肉得到松弛。

❀ 抬头望远

当长时间近距离看物，尤其是处于低头状态时，既影响颈椎，又易引起视力疲劳，甚至诱发屈光不正。因此，每当伏案过久后，应抬头向远方眺望几分钟。这样既可消除疲劳感，又有利于颈椎的保健。

❀ 避免损伤

避免和减少急性颈椎损伤，如避免猛抬重物、紧急刹车等。

❀ 防寒防湿

防风寒、潮湿，避免午夜、凌晨洗澡时受风寒侵袭。颈椎病患者常与风寒、潮湿等季节气候变化有密切关系。风寒使局部血管收缩，血流速度降低，有碍组织的代谢和血液循环。冬季外出应戴围巾或穿高领毛衫等，防止颈部受风、受寒。

❀ 睡眠方式

睡觉时不可俯着睡，枕头不可过高、过硬或过低。枕头中央应

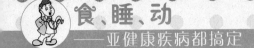

略凹进，颈部应充分接触枕头并保持略后仰，不要悬空。习惯侧卧位者，应使枕头与肩同高。睡觉时，不要躺着看书，不要对着头颈部吹冷风。

皮肤粗糙

身体的亚健康为很多人所熟知，可是你知道吗，肌肤也会有"介于健康和疾病之间生理功能低下的状态"，这就是皮肤亚健康。皮肤亚健康者并不在少数，世界卫生组织的一项调查结果显示，皮肤亚健康者高达70%。

人们都说健康的肌肤会呼吸，一般皮肤呼吸量仅是肺呼吸量的1%，但是现代白领女性的办公环境中含氧量要远低于一般室外空气中的20%的标准，所以细心的你会发现，本来肤色不黑，也很注意防晒和使用抗氧化产品，但是脸色却时不时呈现"菜色"，其实这就是源于肌肤无法获得必需的氧气的缘故。如果含氧量充足，肌肤就会呈现出自然红润，富有弹性的状态；反之，如果你发现自己有面黄萎靡、毫无血色、黑眼圈、细纹及毛孔粗大等肌肤问题，这表明你的肌肤有些缺氧。

从医学角度来看，健康的皮肤具有以下特征：光滑柔嫩、细腻透明、润泽无瑕、富有弹性。而生活环境中不少因素会导致皮肤细胞功能低下，导致细胞新陈代谢、微循环障碍，出现皮肤粗糙、干燥、黯淡、无光泽、皱纹、色素沉积等，这就是皮肤亚健康的症状。成年人长青春痘、红血丝等，也是皮肤亚健康。

导致皮肤亚健康的因素有很多，除了我们不能避免的年龄因素，睡眠不足、干燥和粉尘也是对皮肤有害的因素。这也导致了经常在室内工作的人成为皮肤亚健康首当其冲的受害者。办公室里空气不流通，长时间开空调导致空气干燥，电脑及办公器材的辐射，都对皮肤造成很大伤害，再加上如果经常加班，作息不规律，皮肤就更容易出现问题了。由此，皮肤亚健康的同时身体也出现亚健康状态。

✳ 那么，怎样调理亚健康状态下的皮肤呢？

❀ 保证合理的膳食和均衡的营养

由内而外进行调理，是亚健康皮肤人群首先需要注意的。维生素 A、维生素 C、维生素 E、维生素 B_6 具有抗氧化作用，可以从内部加强肌肉的防御系统，对付色素沉积，破坏自由基活性，促进血液循环。所以，亚健康皮肤的人要多吃新鲜蔬果。因为新鲜的水果内含有大量的维生素和微量元素，可满足人体的需要，如苹果、柚子、猕猴桃等。

❀ 及时调整生活规律，保证充足睡眠

不管是长期还是暂时的睡眠不足，都会造成不良的情绪，包括烦燥、易怒、精神不能集中、承受疼痛的能力下降，等等。同时，长期睡眠不足，皮肤会变得粗糙暗黄，色斑、粉刺等随之而来。经研究发现，睡眠不足还是造成高血压和心律不齐的原因之一。这可能与人体在睡眠不足时会释放更多的造成紧张的激素有关。这类激素还会造成器官炎症，诱发心肌梗死等许多危险病症。

❖ 体重超标

你是否常常为自己逐渐发福的身体而苦恼？是否觉得体重在逐渐增加而体力却越来越差？是否经常出现肌肉酸痛？如果是，说明你已经进入亚健康状态了。

体重超标是指由于能量摄入超过能量消耗导致体内脂肪储存过

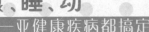

多而引起的体重增加，超过标准体重20%即视为体重超标。近年来体重超标的发生率不断增加，已成为21世纪危害中国人民健康的严重问题。国家体育总局发布了《2013年20～69岁人群体育健身活动和体质状况抽测工作调查结果》。调查表明，体重超标人数比例分别为34.4%和12.7%，城镇人群的体重超标率超过乡村。与2010年的数据比较，受调查者总体体重平均增长1.12公斤。与以往全国监测数据相比，20～69岁的成年人身高、体重、腰围、臀围单项指标都呈增长趋势，可以说成年人"块头"更大了、肚子也更大了，有47%的超重或者体重超标。

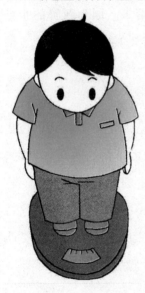

体重超标人群出现亚健康的概率很高，体重超标会诱发人体多系统功能障碍，对生理健康和心理健康均会造成不同程度的危害。由此可见，体重超标也属于亚健康，应当加以重视。目前，体重超标在我国已经成为一种比较普遍的亚健康状态，尤其以儿童、青少年和中年人多见。体重超标对人体健康造成的危害不容小觑，英国有句谚语："腰带越长，寿命越短"，意思是说一个人寿命的长短和他体重超标的程度有关。体重超标可以增加多种疾病的发生或者病情加重的危险，体重超标者普遍伴有高血脂、高血压、高血糖等，极易引发糖尿病、心脏病、结肠癌、直肠癌及其他癌症。

此外，许多体重超标者常会由于体重超标的身材而产生痛苦、自卑、孤独、羞耻等不良情绪，造成沉重的心理负担，进一步加重了亚健康和疾病的恶化，如此形成恶性循环，导致健康状况越来越差。由此可见，体重超标对于健康的危害实在不容忽视。因此，控制体重是改善亚健康的有效措施。那么具体怎样做呢？

❀ 管住嘴

1. 在饮食方面，可选择体积较大而所含的能量相对低一些的食物，蔬菜和水果的体积大而能量密度较低，又富含人体必需的维生素和矿物质，以蔬菜和水果替代部分其他食物能给人以饱腹感而不致摄入过多能量。

2. 尽量采用煮、煨、炖、烤和微波加热的烹调方法，用少量油炒菜。

3. 应避免吃油腻食物和吃过多零食，少食油炸食品，少吃盐；尽量减少吃点心和加餐，控制食欲，七分饱即可。

4. 适当减少饮用含糖饮料，养成饮用白水和茶水的习惯。

5. 进食应有规律，要定时定量，不暴饮暴食，不要一餐过饱，也不要漏餐。

6. 进食速度要放慢，而慢慢进食时，传人大脑摄食中枢的信号可使大脑作出相应调节，较早出现饱足感而减少进食。

❀ 迈开腿

加强体力活动和锻炼，增加体力活动与适当控制膳食总能量和减少饱和脂肪酸摄入量相结合，促进能量负平衡，是世界公认的减重良方。提倡采用有氧活动或运动，有氧运动多为动力型的，并有大肌肉群（如股四头肌、肱二头肌等）参与的运动，例如：走路、骑车、爬山、打球、慢跑、跳舞、游泳、划船、滑冰、滑雪及舞蹈等。

另外，尽量减少静坐（如看电视、看书、玩电脑游戏等）的时间，可在静态生活间穿插一些做操或家务劳动等体力活动。

排便困难

健康的人排便习惯各有不同,有人一天排便2次,有人2天排便1次,只要大便不是干硬难解,排便时间不是过长,便应视为正常,所谓不正常者应与原有的排便习惯及粪便形状进行比较。当前,由于生活紧张、节奏加快及食品过于精细,缺乏膳食纤维,粪便残渣过少等原因,造成越来越多的人患有排便困难,排便时间过长,以致排便时间隔48小时以上,粪便质干难以排出,这是一种亚健康状态。

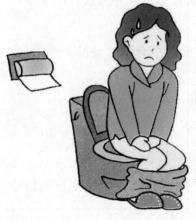

排便困难,是亚健康人群的常见症状,其临床表现为粪便在大肠内停留时间过长,所含水分被过量吸收,粪便变得干燥坚硬,不能顺利排出或导致正常的排粪频率消失,使得排便间隔超过48小时,而且排便异常困难,患者甚为痛苦。

在人群中患有排便困难的几率高达27%,然而只有少部分排便困难者会去看医生。排便困难在各年龄段都有发生。女性多于男性,老年多于青、壮年。另外,那些久坐少动、长期以荤食为主并经常饮酒者,以及长期处于竞争压力中的人们、更易有排便困难的症状。

一般而言,暂时性排便困难不会对身体造成太大的影响,但是经常出现排便困难、欲便不能、便硬阻塞等,就属于便秘了。粪便在肠道中停留时间过长,其中有毒、有害物质被人体吸收,就会导致一系列异常不适感,如头痛、失眠、皮肤瘙痒、出现暗疮粉刺等,加剧亚健康。长期便秘还会引发或加剧直肠炎、肛裂、痔疮、直肠癌、结肠癌等。

中医学认为，排便困难这种亚健康状态大多为阴虚、津亏、肠燥导致，可采取滋阴润燥通便的食疗方，再配合多吃含膳食纤维丰富的食物，多饮水。加强体育锻炼，忌食辛辣、刺激性、温燥食物等方法，可收到较为满意的疗效。

血糖偏高

糖尿病，我们都知道它是人类健康的"甜蜜杀手"，中医称为"消渴"，就是消瘦加上烦渴。现代医学认为，糖尿病是在遗传因素和环境因素共同作用下而引起的一种慢性、全身性、代谢性疾病。在这里重复一句，糖尿病是一种疾病，已经不属于亚健康的范畴了，但是糖尿病的前期阶段也就是血糖偏高的阶段则属于亚健康。

众多的研究资料表明，由糖代谢正常发展到糖尿病之间有一历时数年或更久的过渡阶段，通常称为糖耐量减低即平时所说的血糖偏高。根据 1997 年美国糖尿病协会（ADA）提出修改糖尿病的诊断标准的建议，其中有空腹血糖在 6.0～7.0mmol/L 为空腹血糖受损（IFG）；葡萄糖耐量试验餐后 2 小时血糖在 7.8～11.1mmol/L 为糖耐量减低（IGT）。无论 IFG 还是 IGT 阶段均有糖代谢轻度异常，但仍不能认为是一种疾病，它是一种亚健康状态。识别这种血糖偏高的亚健康状态主要有以下几点：

1. 空腹血糖在 6.0～7.0mmol/L，葡萄糖耐量试验餐后 2 小时血糖在 7.8～11.1mmol/L。这一条具确立价值，同时还应捕捉以下各条信号。

2. 菱形舌炎。

3. 全身皮肤干燥，奇痒，特别是女性外阴瘙痒。

4. 生疖子，创伤不易愈合。

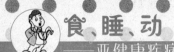

5. 性功能障碍。

6. 周围神经炎。

7. 眼部有病变。糖尿病最易引起血管和神经病变，而眼睛是观察神经和血液病变最敏感的窗口。糖尿病前期易出现视力下降，白内障，近视等。

8. 明显诱因是极度疲乏无力。

9. 饭量增加，体重却减轻。

了解了以上血糖偏高方面的特点后，就能为预防糖尿病打下基础。但是亚健康状态下的血糖偏高，稍不注意就会转化为糖尿病，国内外有许多学者，将高血糖人群进行随访跟踪，发现高血糖者可以每年2%~10%的转化率转为2型糖尿病趋向一致，同样会出现各种并发症，甚至提前死亡。高血糖的存在又使冠心病、心肌梗死、中风、感染乃至肿瘤的发生危险度高于健康的人群，所以对IGT、IFG进行有效干预以延缓2型糖尿病的发生，减少并发症的多样性，严重性，显得十分重要。

临界高血压

高血压是一种"生活方式病"。现代人饮食结构不合理、生活节奏快、作息不规律，加上抽烟，酗酒等，这些都会导致身体内环境紊乱，造成营养过剩或者肥胖，从而诱发高血压，是健康的"隐形杀手"。而当今人们的身体状况大多都处于亚健康状态，身体虚弱，机体多系统功能下降，虽然未达到器质性病变的诊断标准，但是已经存在一定的疾病隐患。

高血压的亚健康状态就是临界高血压（高血压前期），又称为边缘型高血压，是指血压在理想血压至确诊高血压之间的血压值。世界卫生组织规定的标准是，成年人正常血压为收缩压＜140毫米汞柱，舒张压＜90毫米汞柱，确诊高血压为收缩压≥140毫米汞柱，舒张压≥90毫米汞柱。我国已四次修订高血压病诊断标准，并认为理想血压为收缩压＜130毫米汞柱，舒张压＜85毫米汞柱。临界高血压为收缩压130～139毫米汞柱，舒张压85～89毫米汞柱，为亚健康状态。临界高血压，虽不能诊断为高血压病，在并发症等无危险因素存在的情况下，一般无需采用药物治疗，但它超出理想的血压范围。也就是说，当血压达到临界高血压时，机体没有明显器质性损害，缺乏特异性症状和体征，不易引起人们的重视，从而忽视相关预防措施。

临界高血压对人体健康的影响不容小觑，它一般有两种发展趋势：一种是通过合理有效的调理使血压下降，恢复到正常血压；另一种是血压继续上升，最终达到高血压病的诊断标准，同时机体出现一系列器质性损伤。临床观察表明，临界高血压者约有71.5%的人易发展成高血压，而正常人只有11.1%。其并发脑出血、脑血栓、冠心病等，病死率与高血压病人相近，且明显高于正常人。

由此可见，临界高血压具有较大弹性，血压暂时性升高可以通过有效调治予以缓解。因此，处于临界高血压状态的亚健康人群必须重视临界高血压，及时采取合理、有效的调理措施，防止最终形成高血压病。在防治临界高血压时，关键应控制钠盐的摄入量，最好每日5克以下，同时应增加钾的摄入，如多吃水果、蔬菜等。此外，应坚持体育运动，必要时可长期服用钙拮抗药。

性亚健康

亚健康除了有身体亚健康、心理亚健康外，还有性亚健康。性亚健康主要是指机体虽然没有明确的性功能障碍，但是出现性活力下降、性生理功能减退、性心理疲劳，是介于性健康与性功能障碍之间的一种中间状态。

性亚健康不是一种疾病，它和性功能障碍是有区别的。性功能障碍属于疾病，而性亚健康表现为性功能减退，大多数属于功能性改变，与性功能障碍有程度上的差别。性功能障碍表现为持续存在，反复发作，而性亚健康往往是暂时性的。许多有性问题的人并没有明确的性功能障碍，他们只是在性生活的时间、频度、开始的方式等方面需要调整而已。例如，疲劳性阳痿是在紧张的脑力劳动和巨大的压力之后，由于疲劳而引起的暂时性阳痿，并不是真正的阳痿。

性亚健康是由多方面的因素引起的，主要包括这几点：

❀ 社会心理因素

1. 现代社会竞争激烈，生活、工作压力巨大，身心疲惫，引发性疲劳。

2. 不良生活方式，例如酗酒、吸烟、缺乏锻炼等，导致体力下降。

3. 心理问题，例如不良性经历。

4. 环境因素等，都可能成为性亚健康的诱因。

❀ 生物学因素

1. 性活动通过神经血管系统、性腺分泌和性器官的协调运动来完成，任何环节发生病变，均可导致性功能减退，例如慢性躯体性疾病可使性功能下降。

2. 凡是具有改变正常激素分泌、减少血流量、影响心血管系统的药物，都能引起性功能减退，例如降压药、精神类药物、激素类药物等。

第三章

周围环境决定了身体状态

大气污染与亚健康

随着经济的发展和城市化进程的不断加快，以城市为中心的大气污染问题日趋严重。人类活动排出的污染物扩散到大气中，当这种污染物浓度超过大气自净能力时便构成大气污染，直接或间接地影响人类，例如引起感官的和生理机能的不适反应，从而导致身体处于亚健康状态。很多研究都已证实，大气污染能给已患有慢性心血管系统疾病和呼吸系统疾病的人群带来不利影响，并可以在健康人群中加速这些慢性疾病的发生。

大气污染会让人体从健康状态向亚健康状态转化，或者从亚健康状态向疾病状态转化，它对人体健康的危害是很大的，具体可分为以下几种。

❀ 引起急性中毒

如果大气中漂尘和二氧化硫浓度突然升高，比平时高出许多倍，人们就会感觉胸闷、咳嗽和嗓子疼痛，以致出现呼吸困难和发烧。

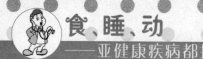

特别是在浓雾后期，死亡率急剧上升。

✿ 诱发疾患或引起慢性中毒

大量研究资料认为，一些慢性呼吸系统的疾病或病情加重的原因都与大气污染有密切关系，较低浓度的污染物也会刺激呼吸道引起支气管收缩，使呼吸道阻力增加并减弱呼吸功能，同时还会使呼吸道黏膜分泌增多，使呼吸道的纤毛运动受阻，从而导致呼吸道抵抗力减弱，诱发呼吸道的各种疾病。

✿ 对妇女儿童的身体造成极大危害

妇女特殊的生理特征使她们在接触环境中的有害毒素时，不仅危害妇女本身的健康，还会通过妊娠和哺乳过程影响第二代的身体发育和健康成长。儿童处在生长发育阶段，对环境中有害物质的敏感性比成年人高得多，受害程度及远期影响也深远得多。

由此可以看出，大气污染对人体造成的危害是很大的。我们必须保护好环境，降低大气污染，使身体保持健康的状态，不受疾病的烦扰。

工作环境与亚健康

随着工作方式的转变，越来越多的办公室人群迈入了亚健康的状态，下面就来看看到底是哪些因素导致了"办公族"亚健康状态的身体。

✿ 久坐

上班族坐在电脑桌前忙一个上午，想要起身喝点水或是伸伸懒腰，才突然惊觉自己的脖子、手臂、肩膀已经僵硬酸痛不堪。

这类的毛病大部分都是因为坐的时候没有注意自己的姿势，例如：双肩的高度是否对称；用电脑的时候双手是否自然下垂；是否因为臀部下滑、腹部向前突出、腰部与椅背出现空隙而造成背部微驼；头部向前倾使得颈部前倾的角度是否过大。刚开始或许你只感到腰酸、肩颈的酸痛，起身后动一动或是局部按摩一下就可以获得舒解，但日子久了若是没有针对姿势做正确的矫正，很容易演变成慢性的疼痛。

✿ 低头

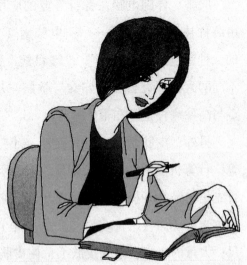

在颈肩部疼痛的病人当中，大约有 60% 的人，是和长期低着头工作、学习有关。这些人通常被称作是"伏案工作者"，例如科技人员、绘图员、报刊或出版社的编辑、作家、打字员、雕刻工作人员等。他们因长期低头工作，一般有 5~10 年以上埋头工作或学习的人头颈部持续处于低头位置，很容易引起颈肩痛发生。

为什么长期低头久坐，会引起颈肩痛呢？根据医学机理，经常久坐低头工作或学习，颈、背、肩部肌肉持续地处于紧张状态，局部血液循环受到影响，供氧减少，组织代谢产生的二氧化碳和乳酸在局部蓄积，刺激肌肉里的神经末梢，从而导致该部位肌肉疲劳、酸痛、僵硬或肌肉萎缩。

长期低头工作或学习，由于头颈处于不正常方位和姿势，会使颈椎、静脉受到牵拉，变得迂曲，使得头脑的血液循环受到影响，就像人倒立时间一长头部充血一样，引起头昏、头胀、头痛、眼花、耳鸣、眩晕、恶心等症状。长期低头，可致颈神经受

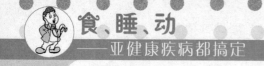
刺激或牵拉，以至会在肩臂出现麻木感。至于视力减退，可能是由于经常低头，眼内充血，加上持续注视，使睫状肌疲劳，进而使视力降低。

❀ 使用电脑

时下，伴随电脑在各行各业的应用，电脑工作人员出现了一种由高科技引发的疾病——"电脑病"。这种"病"是亚健康状态里的一种，包括"鼠标手""键盘腕"颈肩腰背痛、脱发等。当然，不同的人群（办公族、妇女与孕妇、儿童、伤残人士等）的发病特点与高发病种也存在很大差异。

另外，皮肤干枯、毛孔变粗、小痘痘外冒、眼睛干涩、黑眼圈等"计算机皮肤"也是长期使用电脑所表现出来的症状。为什么呢？首先是电脑在开机时产生的静电对皮肤的杀伤力很大。静电作用会使荧光屏表面吸附许多空气中的粉尘和污染物，我们与电脑近在咫尺，大量的灰尘会落在皮肤上，使皮肤变脏，毛孔堵塞，逐渐变粗，痘痘滋生。同时也吸附了肌肤表层的水分，使表皮脱水。久而久之，就会形成干性肤质越来越干，油性皮肤越来越油的恶性循环。其次，电脑产生的辐射伤害皮肤和眼睛，导致眼睛干涩，黑眼圈形成并逐渐加重，皮肤发干，并有可能导致光敏性皮肤病——皮肤上出现红疹或红斑。此外，电磁辐射、电脑污染与环保问题等也可作为特殊问题归入电脑病中。

❀ 情绪激动

研究表明，情绪激动对胃溃疡的形成有一定的关系，如工作繁忙，饮食不调，经常处于情绪应激状态，持续强烈的精神紧张和情绪激动使大脑皮层正常功能减弱，引起下丘脑、植物神经系统以及内分泌等一系列系统紊乱。胃肠消化液的质和量随之发生劣性改变，诸如胃液酸度明显增高、胃蛋白酶增多等。这些改变的结果，致使消化道黏膜血管痉挛、局部组织缺血缺氧、营养障碍，黏液蛋白分泌减少，降低了黏膜的抵抗力，进而受酸性消化酶的侵蚀而形成溃疡。胃溃疡、十二指肠溃疡都属于人体对外界环境的应激反应综合征。

当你感到一阵阵痉挛性胃疼，就是胃在"消化"紧张情绪。感到愤怒时胃黏膜会出血；忧郁时胃黏膜会缺血。情绪影响了胃黏膜的功能状态，削弱了它的保护层，就会胃疼。

周围噪音与亚健康

对于噪音，人们都非常熟悉，街上传来汽车的喇叭声、机器的轰鸣声等。从生理学定义上来讲，凡是妨碍人们正常休息、学习和工作的声音，以及对人们要听的声音产生干扰的声音，都是噪音。从这个意义上来说，噪音的来源很多，如，街道上的汽车声、安静的图书馆里的说话声、建筑工地的机器噪声以及邻居电视机过大的声音等。

噪声能干扰人们的休息，使人心情不安，学习、工作效率减低，严重的还会引起耳鸣、头晕、恶心、呕吐等多种疾病，是城市中一种严重的环境污染。噪声主要由机械设备、机动车辆、建筑施工的作业机械等放出的声音，可以分为工业噪声、交通噪声和生活噪声3种。噪声的大小是以分贝为单位计算的，分贝数越大，声音就越大。如树叶簌簌作响的声音为20分贝，通常的谈话声为60分贝，公共汽车行驶时的声音为70~80分贝。50分贝左右的噪声会影响睡眠和休息；70分贝以上的噪声能干扰谈话，造成心烦意乱，影响工作，甚至引起事故。如果人长期生活在90

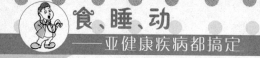

分贝以上的噪声环境中，听力会受到损伤，并导致头痛、恶心、血压不稳以及心率加快等其他疾病发生。

噪音会给人的听力造成损伤，形成听力疲劳，使人处于一种亚健康状态。噪音对人的听觉器官的影响大致可分为两类情况。一种是在噪音环境下出现的听力疲劳，即听觉受强噪声的损害，当离开噪音环境，在安静的地方耳朵里仍嗡嗡作响，就是耳鸣。耳鸣反过来掩盖听力，此时如果互相交谈，则听不清说话声，待过一段时间后，耳鸣消失，听力即能恢复，这就是听力疲劳现象。听力疲劳是一种暂时性的病理生理现象。另一种情况是长时间在强烈的噪音环境下工作，听神经细胞在噪音的刺激下，发生病理性损害及退行性变化，就使暂时性听力下降变为永久性听力下降，叫做噪音性耳聋。噪音性耳聋进展缓慢，在耳聋的初期很少有人自己能感到耳聋，往往在耳聋发展到晚期，听说话都感到困难时才发现。

由此可看出，噪音影响着人的身体健康，选择一个安静的环境是多么的重要！

电磁污染与亚健康

随着社会经济的迅猛发展，各类家用电器、办公自动化设备、移动通讯设备等迅速进入办公与家庭环境，提高了人们的工作效率、丰富了我们的精神和物质生活。可是这些高科技给人类带来巨大贡献的同时，也给人们的工作和生活带来了环境上的污染——电磁辐射污染，危害了我们的身体健康。

电磁辐射是指能量以电磁波的形式通过空间传播的现象，又称电子雾污染、电磁波污染。这些来自不同电子设备的电磁波充斥空间，可以穿透包括人体在内的多种物质，人体如果长期暴露在超过安全的辐射剂量下，细胞就会大面积受损被或被杀死，所以称为电磁辐射污染，成为继空气污染、放射性污染和噪声污染之后又一环境污染物质。

其实人类一直生活在电磁环境里，地球本身就是一个大磁场，其表面的热辐射和雷电都可产生电磁辐射，此外，太阳及其他星球也自外层空间源源不断地产生电磁辐射，但自然界产生的电磁辐射对人体是没有损害的。对人体构成威胁、对环境造成污染的是人工产生的电磁辐射，如高压电线、变电站、电台、电视合、雷达站、电磁波发射塔、电子仪器、医疗设备、办公自动化设备和各种电子生活用品（包括空调器、计算机、电视机、电冰箱、微波炉、录音机、电热毯、移动电话等）。对于电磁辐射污染，它损害的形式有以下两种：

❀ 微波损害

微波是一种波长在 1 米以下，频率在 3 亿赫以上的电磁波，它在造福人类的同时，也给专业人员的健康造成一定危害。这种危害主要以慢性整体伤害为特征，其症状有体温升高、组织损伤、眼睛晶状体浑浊、白内障和男性睾丸病损、脱发等。

❀ 电晕放电损害

在 30 万伏以上超高电磁场环境下，植物生长缓慢，动物不愿停留。高压线路上有很强的电磁场，电磁场会使导线周围的气体分子发生电离，这就是电晕放电。放电使空气中的氧和氮起化学反应，生成臭氧和氮氧化物等。臭氧和氮氧化物在空气中的浓度超标时，就会危害人体的健康。高压电场对人体还会产生静电和电磁感应，使人易患神经性心瓣膜炎和各种神经系统症状。长期从事高压带电作业的人员，常会有疲劳、瞌睡、头痛、恶心的症状，这些症状的

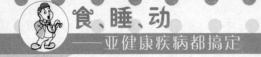

发生与电磁污染有关。

电磁辐射可以穿透包括人体在内的多种物质，有人因此将产品电磁辐射产生的污染比喻为"隐形杀手"。那么电磁辐射对人体健康会造成多大的危害呢？它可以引发心血管疾病、糖尿病和癌突变；直接伤害人体神经系统和免疫系统；可使男性精子减少，女性内分泌紊乱；诱发孕妇流产、胎儿肢体残缺或畸形；直接影响婴幼儿发育，导致视力下降。具体症状表现为：头晕、头痛、疲劳、注意力不集中、记忆力减退、失眠、心悸、胸闷、口干舌燥、机体免疫功能下降、白内障、妇女月经失调、性功能降低等。

电磁辐射对人的影响虽普遍存在，不同的人或同一人在不同年龄段对电磁辐射的承受能力是不一样的，即使在超标环境下，也并不意味着所有人都会得病，因此大可不必对电磁辐射"草木皆兵"，只要在生活中多加预防，尽量远离这些有电磁辐射的地方，或者在生活中可以减少使用电器产品的时间等，相信以上这些疾病或者亚健康体态是不会找上你的。

水污染与亚健康

饮用水的污染程度绝对出乎人们的想象，美国环保署针对水源做了一次检测，竟然发现700多种水中污染物，其中至少有22种是致癌物质。这些水中的污染物，有自耕地而来的农药、化肥、除草剂，有从禽畜饲养场排放出来的粪便，有从工厂排放出来的化学毒素及重金属，有从家庭、商店排放出来的油污、清洁剂等。

一方水土养一方人，如果饮用的水质量欠佳，就会破坏人体健康，造成人体亚健康状态。人们如果饮用了受到污染的水，还会出现急、慢性中毒的情况，因此决不可不注意饮水的质量。

如果所饮用的水被镉污染了，会引发各种疼痛病。如果被氰化物污染的地面水作为饮用水源被长期饮用，会造成头痛、头晕、心悸等中毒症状。如果大量饮用低浓度含酚水，则会出现头昏、贫血、皮疹、瘙痒等慢性中毒症状，甚至会出现失眠、记忆力减退等生理现象，严重影响工作和学习。

如果砷、铬、镍、苯胺、苯并芘及其他多环芳烃等污染了饮用水源，就会给人类带来巨大灾难，可以成为癌症的诱发病因。如果病源微生物污染了水源，就有可能引起痢疾、伤寒、霍乱、传染性肝炎、蛔虫病、血吸虫病、阿米巴痢疾等疾病，严重伤害人体。

城市居民们每天都饮用的自来水里，其实也隐含着多种毒素。一座污染情况十分严重的城市，自来水中含有的致癌物可能多达50多种。其中最主要的致癌物应属三卤甲烷家族，它们包括三氯甲烷、二氯溴甲烷、三氯溴甲烷和三溴甲烷。特别是三氯甲烷，通过试验证明，它能引发肝癌或肾癌，消极作用非常明显。

而城市自来水中含有氯，从38℃开始就产生一种新的有机化合物，叫做三卤甲烷。这是一种毒性很强的物质，被怀疑是导致前列腺癌、膀胱癌的主要因素之一，而且会破坏肝脏、肾脏功能，降低中枢神经系统机能。三卤甲烷不仅可以透过人的皮肤和毛孔被吸收，它所散发的气体还会通过呼吸道进入人体。

越来越多的人了解到喝好水的重要性而购买滤水机，但大家几乎都忽略了约有50%～70%的水是洗脸、洗发、沐浴时从皮肤进入人体的。所以，除了好的滤水机，最好还要在厨房、浴室全面装置除氯设施。

很多人认为，从岩石间不断涌出的山泉水是最清洁、最没有污染的。其实，山泉水虽然被自然岩层所过滤，但其中含有的微生物、

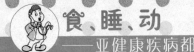

寄生虫卵还是很多，是不宜直接饮用的。

不论在什么时候，人们都喜欢到超市购买包装饮用水。可是，现在包装饮用水的容器，所用材料多为PVC（聚氯乙烯）、PET（聚乙烯对苯二甲酸酯）等化学材料，如果使用不当，也会使水质变坏。

想储存这类饮用水必须要格外小心。如果将这种水直接置于室外，使之接受阳光的照射（温度超过40℃），只需10天的时间，包装容器内就会释放出大量有毒物质，而且能产生致癌作用。所以为了饮用的安全，存放时一定要放在阴凉的地方，否则会使包装内的水品质下降。

为了预防身体素质下降而形成亚健康状态，我们避免饮用污染、有毒的水，最好饮用安全健康的好水。

室内环境与亚健康

随着人民生活水平的提高，在家庭装修时，各种高档、精美的装饰材料纷纷进入寻常百姓家。人们在享受豪华、舒适、温馨的居住环境的同时，殊不知一些有害有毒物质正悄悄地侵蚀着人们的健康。人们住在受到污染的居室中，会感到眼睛、鼻腔、咽喉部黏膜干燥、刺激，并经常有头晕、头痛、乏力和睡眠差等症状，身体越来越差，形成一种亚健康状态。为什么呢？因为现在很多室内装修材料包括水泥制品、涂料、油漆、地板砖、家具等，都是一些化学工业产品，会释放出大量的挥发性气体，包括醛类、醚类、酯类、芳香烃类和烷烃类，还有易挥发性有机物（甲醛）、挥发性无机物（氨）、放射性物质（氡）等。它们是室内空气污染的主要来源。

据调查表明，长期接触这些挥发性气体，可以引起慢性呼吸道疾病、女性月经乱、妊娠综合征，引起新生儿体质降低、染色体异常，甚至引起鼻咽癌等。由于这些气体对人体具有致畸、致癌作用，已被国际卫生组织确定为致癌物质。

另外，室内还有一种污染源就是烟雾，很多烟民回到家后，就开始肆无忌惮地抽烟，这样害人又害己啊！

吸烟会引发多种脑部疾病，会减低脑部血液循环，引发脑部血管出血及闭塞，而导致麻痹、智力衰退及中风。中风原因是吸烟导致脑部血管痉挛，使血液比较容易凝结。吸烟者中风机率较非吸烟人士高出两倍。吸烟会导致肺癌的发生。90％的总死亡率是由吸烟所导致。一个人每天吸食十支烟，其患病率是非吸烟人士之十倍。吸烟亦会引致肺气肿，肺部支气管内积聚之有毒物质，会阻碍人体正常呼出，令肺部细胞膨胀或爆裂，导致患病者呼吸困难。

另外，吸烟者呼出的二手烟是一种混合烟雾。在许多吸烟的场所中，二手烟是最常接触到的污染物。抽烟时喷出的烟雾可散发超过四千种气体和粒子物质，大部分这些物质都是很强烈的刺激物，其中至少有四十种在人类或动物身上可引致癌病。在抽烟者停止吸烟后，这些粒子仍能停留在空气中数小时，可被其他非吸烟人士吸进体内，亦可能和氡气的衰变产物混合一起，对人体健康造成更大的伤害。

所以，室内环境污染要谨防以上两种，对于装修污染的预防，可在房屋装修完工后，将门窗打开通风 1~2 个月，待各种挥发性有机物扩散到室外后，再入住比较安全。对于吸烟者的烟雾污染的预防，可劝吸烟者戒烟，或者到室外通风处吸烟，以保证室内环境的洁净，给家人一个健康的环境，避免身体亚健康状态的形成。

人际关系与亚健康

在工作、生活的不稳定状态下，人与人之间的互防心理日益加重。职场上，大家都想奔个好工作、好职位，但是由于同行业同单位中最具发展前途的职位往往就只有那么几个，各种正当、不正当竞争就难以避免。这也是某些同事之间、同行之间交往习惯于"点到为止"的内在原因，在这种只能"交往"不能"交心"的环境里，是很难出现朋友的。

而朋友稀缺容易使人出现孤独、冷漠、自卑甚至厌世等"亚健康"心理状况，甚至导致严重心理疾病的发生。

这些亚健康心理状况最根本的原因就是孤独，因为没有朋友，处于一种孤独的状态，当事业遇到挫折、夫妻感情不和、失去父母挚爱等的时候，没有人可以倾诉，从而产生负面心理。

研究表明，孤独与疏离感相随相生，心理困扰与疏离感呈现正相关。孤独就是缺乏正常社会接触，是由社会关系缺陷造成的，也是不愉快的、苦恼的，孤独只是一种主观感觉而不是一种客观状态。孤独一般有两种类型：其一是情绪性隔绝，指孤独者不愿意与周围人来往；其二是社会性隔绝，指孤独者不具有朋友或亲属的关系网。

孤独的产生与性格有很大的关系，那么孤独者该怎样改变性格、摆脱这种人际关系的亚健康状态呢？

❀ 结交新朋友

积极与陌生人或者新同事等谈话，你很快就会发现你与其他人有很多的共同的话题和爱好。在地铁上，在公交车上都有机会与自己身边的陌生人谈谈。你会发现，他们跟自己一样，也很喜欢体育运动，同样对打折的商品情有独钟，而更神奇的是他们就和你住在同一个小区！这样，朋友关系也许就产生了。

❀ 不忘老朋友

很多年后，曾经的朋友再也没有联系了，想办法找到他们，不忘记老朋友。可以参加一些朋友聚会或同学聚会，通过朋友的朋友找回他的联系方式，或者试着拨打他以前的电话，总之一句话，只要你真心真意，老朋友是很快就会找到的。

❀ 将交朋友当作生活乐趣

要认识到，在日常生活中与不同文化、不同背景、不同性情的人打交道是件富有乐趣的事情——只要认真对待、真诚沟通，大多数你涉及和接触到的人都会接纳和喜欢你。

朋友意味着一种支撑，一份慰藉，是最内环的个人生活圈子。有了这个圈子，人们才不会有孤独感，才不会产生偏激的思想或过激的行为，也不容易发生心理和精神疾病。

光污染与亚健康

光污染是现代都市的一种新型污染，它会干扰人们正常的工作、生活和学习，对人的身心健康也会产生一定的影响与危害。办公环境中的光污染主要来自哪里呢？

1. 来自室外环境的光污染。当强烈的阳光照射时，室外建筑物的玻璃幕墙、釉面砖墙、磨光大理石等进行反射，并且这些装饰材料的反射系数很高，就像海面、冰川、雪地、沙漠的反光强度一样。专家研究发现，如果人长时间在这种办公环境中工作，视网膜和虹膜会受到不同程度的损伤，出现视力下降的情况。这种光污染还会使人出现食欲下降、情绪低落、乏力、头晕、心慌、失眠的症状，甚至导致神经衰弱。

2. 许多办公环境都采用镜面、瓷砖或白涂料等作为室内的装修

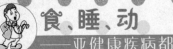

材料，使人置身于强光弱色的人造视环境中。据测定，特别光滑的白粉墙和常用的洁白纸张的光反射系数高达90%，往往超出了人体所能承受的生理适应范围，会对眼睛造成不同程度的损伤。

那么我们应当采取哪些措施来尽量避免光污染呢？在对办公室进行装修时，尽量不使用或少使用反射系数较大的装饰材料；应根据各办公室光线强度的不同来选择不同的室内光强度。此外，颜色对于人的心理和生理也会具有一定程度的影响。对眼睛而言，蓝色和紫色最容易引起疲劳，而黄绿色、蓝绿色和淡青色对眼睛的影响最小，因此办公室的墙壁比较适宜选择这些颜色。

第四章

生活方式影响亚健康体质形成

不良生活方式导致亚健康

现实生活中，很多人都存在着这些情况：生活不规律、熬夜、吸烟、饮酒、高热量、高脂肪饮食、缺乏运动，但是，许多人并不了解亚健康，他们都觉得，亚健康又不是病，累了就去唱唱卡拉OK，休息不好就睡睡懒觉，大不了再买些口服液喝喝，就会没事了，其实不然。据调查研究结果表明，不良的生活方式是导致亚健康的因素之一。

大大小小的生活习惯构成了每个人独特的生活方式，而不良的生活方式是损害健康的前提。要想走出亚健康状态，其中之一就是要审视我们的生活习惯，看看它是否是科学的，如不是，则要予以调整。

✿ 熬夜

人体的生物钟应当顺应大自然，日出而作，日落而息。现代人

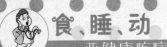
由于各种压力，晚上应酬多，往往做不到早睡，所以早起难免哈欠连天，精神不济。

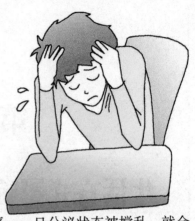

人体的调节平衡点由自己的生物钟控制，偶尔晚睡不会破坏人体生物钟的和谐，但若长期熬夜，人在应激状态下皮质激素就会大量分泌，这种激素可维持人的活动能力达到较高水平。一旦分泌状态被搅乱，就会影响人体的健康。

❀ 起床先叠被

很多人的起床动作很有规律，穿好衣服就叠被子。其实，这样并不好。人体本身也是一个污染源，在一夜的睡眠中，人体的皮肤会排出大量水蒸气，使被子不同程度地受潮。人的呼吸和分布全身的毛孔排出的化学物质有一百四十多种，从汗液中蒸发的化学物质有一百五十多种。被子吸收或吸附水分和气体，如起床就立即叠被，不让其散发出去，易使被子受潮及受化学物质污染。

❀ 伏案午睡

上班族有个常见的习惯就是伏案午睡，而一般人在伏案午睡后会出现暂时性的视力模糊，长此以往视力就会受到损害。此外，就是在睡觉时只关掉电脑显示器，要知道这样其实是没有作用的，因为并没有关掉辐射。

❀ 晚上洗头

工作了一天，疲劳不堪，人体免疫力降低。若晚上洗头又没有擦干，使水分滞留于头皮，会导致气滞血瘀，经络闭阻，郁疾成患。

如在冬天，寒湿交加，更堪为患。所以洗头最好选在白天或是下班回家稍事休息后，这样就有足够的时间让头发自然晾干，从而避免发生头晕、头痛等症状，使身体呈现亚健康状态。

❀ 睡前不洗脸

皮肤在白天沾染了很多脏东西，晚上不洗脸会影响新陈代谢，有损肤质。特别是女性，晚上不把留在脸上的化妆品洗掉，会引起皮肤干燥等，产生粉刺之类的病症，让肌肤处于一种亚健康的状态。所以，晚上洗脸非常重要，应该每天坚持。另外，在洗脸的时候，水的温度要在37℃左右为宜，利于皮肤毛孔充分打开，洁面效果更好。

内衣外衣分开洗

看到标题，有人可能会问，洗衣服和亚健康有什么关系？其实，它们之间有很大的联系。下面就听我给大家解释一下吧。

洗衣服时，可能很多人经常把内衣、外衣，甚至袜子、毛巾都混在一起洗，或者数人的衣物混到一起洗。这样看起来很省事，但却非常不卫生，容易引起乳房疼痛、皮肤瘙痒等，使身体呈现出亚健康状态甚至引发疾病。

人们在洗涤衣物时，把乳罩和其他衣物浸泡在一起，或放在洗衣机里一同搅拌，结果使各种纤维、羊毛等异物黏附在乳罩上，妇女穿戴洗涤好的乳罩，就易将乳腺管堵塞。一旦乳腺管阻塞，不仅造成缺乳，还会引起乳汁瘀积，进而演变为乳腺炎，中医称"乳痈"，给哺乳妇女和婴儿带来很大的痛苦。

各种衣服混在一起洗很容易交叉污染。外衣被我们穿在外边，

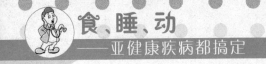

污染脏东西的机会比内衣多得多，混在一起洗时，就会将这些脏物，甚至病菌黏附到内衣，特别是乳罩和内裤上去，结果给健康带来隐患。而如果把肝炎、感冒病毒等传染到毛巾、手帕上，那么传染的机会也更多更快。还有的人将妇科病从内衣上传到他人的内衣上，结果使妇科病在全家妇女身上都有发生。而袜子上如果有足癣真菌，也可传染给别人，使其他人患足癣，或者引起皮肤传染病。

此外，洗衣机内机械性的均匀搅动，浅色衣服也容易被褪色的深色衣服染色。而且浅色衣服上的纤维还易黏附在深色衣服上，弄得两种颜色的衣服都不干净。因此在洗衣服的时候，千万不要为图方便而"大杂烩"洗衣，要将内衣与外衣分开洗，内衣也要各人分开洗。同时，浅色衣服与深色衣服要分开洗，过脏的衣服与不太脏的衣服也要分开洗。

不宜长期穿牛仔裤

牛仔裤是很多年轻人的最爱，可是你知道吗，长期穿牛仔裤会使人的身体呈现亚健康状态。因为女性的阴道经常会分泌一定量的液体物质，因此，要求内裤以宽大、质软、通风、吸水性强为好，以利于这些物质的吸收与挥发。但是，牛仔裤质厚纹密，通气性能较差，穿着它会使阴部局部环境闷热，湿气无法散发，各种分泌物混在一起，很容易产生臭味；而且局部皮肤、黏膜比较娇嫩，经常穿牛仔裤很容易被浸渍而发炎，产生破损，使皮肤防御功能下降，易引起尿道炎、膀胱炎、真菌性阴道炎等症。

男性穿着牛仔裤时，裆部温度会明显升高，尤其是夏季，局部温度明显高于身体的其他部位。一般来说，睾丸制造精子的最适宜温度为35℃左右，而当局部温度升高超过此限度时，就会影响睾丸的生精功能。穿牛仔裤的男性，会把睾丸挤压到腹股沟处，此时阴囊的散热机制被破坏，睾丸就长期受体内偏高温度的影响，失去产生精子的最适宜环境。久而久之，就可能导致少精子症或无精子症。故长期穿牛仔裤会影响男子的生育能力，还易发生阴部皮炎和湿疹。因此男青年也不宜长期穿牛仔裤。

此外，牛仔裤的穿着还可影响下肢的血液循环，增加性的刺激，重者可引起神经麻痹。故从生理卫生角度来看，牛仔裤还是少穿为好。若要穿牛仔裤，也要讲究科学的穿法，使牛仔裤与其他的裤子交替穿。穿牛仔裤的同时，还要穿柔软、透气和吸湿性好的内裤，这样局部温度就不会持续保持高温了，体温也能经常得以调节，生育力也不会受到影响。

别让宠物害了你

近年来，养宠物可谓是一种流行，宠物对于人而言，有道不尽的乐趣和意义，是人的情感寄托，但宠物对于人体却有着不可忽视的健康危害，容易造成人体亚健康状态甚至产生疾病——"宠物病"。据统计，家庭宠物传染的疾病可达200多种，其中较常见的有以下几种。

❀ 鼠疫

由鼠疫杆菌借鼠蚤传播的烈性传染病。猫狗身上都寄生着各种特有的跳蚤，它也可携带老鼠身上能传播鼠疫的一些跳蚤，当带菌

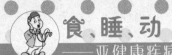
跳蚤游离猫狗体面吸吮人血时便将鼠疫菌传给人。

✿ 狂犬病

狂犬病又称恐水症，是由狂犬病毒侵犯中枢神经系统所致的急性传染病。以恐水、咽喉痉挛、肢体瘫痪等为主要特征。目前尚无特效治疗方法，死亡率几乎100%。人感染狂犬病主要是狗猫的咬、抓伤引起的；其次，损伤的皮肤和黏膜接触也可感染，诸如家畜之间的舔舐行为，宰杀可疑患病动物，犬舔肛门等都有可能感染。

✿ 莱姆病

莱姆病是由格多弗流螺旋体经昆虫——蜱传播的全身感染性疾病。狗和猫等家畜是各种蜱类重要的寄主动物，人被带有莱姆病原体的蜱寄生虫叮咬后可出现皮下出血、浑身僵硬，严重者可因呼吸衰竭而死亡，故有学者称之为"第二艾滋病"。

✿ 猫抓病

猫抓病70%是通过与猫抓、咬伤有关的急性传播病。狗、兔、猴抓咬伤、鱼骨刺伤也可引起本病。

✿ 弓形虫病

弓形虫病是由弓形虫引起的一种人畜共患疾病。当人食用了被猫狗粪便污染的食物后即可发病。得病者的症状颇似流感，发热，淋巴结肿大。孕妇感染弓形虫病，危害更加严重，常常引起流产、早产、死胎、胎儿畸形等，严重威胁下一代的生命。

为防止家庭宠物带来的危害，一要给宠物接种疫痘苗；二要每年对猫、狗进行寄生虫检查；三要把动物食具同人的用品分开洗涤，更不要去吻宠物的嘴鼻部位；四要接触宠物后认真洗手；五要每天用开水或消毒液冲洗猫狗的睡箱，每 3 天给宠物洗一次澡，并认真检查其身上有无蚤、虱，以便采取果断措施；六要凡遇宠物抓伤或咬伤应及时就医，以防不测。

经常换鞋保证足部健康

夏天，爱美的女性们都喜欢穿高跟鞋，但是，长期穿高跟鞋会有损身体健康。因为穿高跟鞋不仅会让脚步活动受限、小腿肌肉经常处于紧张状态而变短，而且，由于脚趾挤在鞋尖处，局部血液循环不畅，也会影响骨骼的健康。如果鞋跟太高的话，还会让身体前倾，走路时所有的重心都集中在前脚掌，足弓无法自然伸展，时间久了可能发生足弓变形。另外，经常穿高跟鞋常导致脚部酸痛、扭伤、摔伤等。由于高跟鞋的设计并不太符合人体力学原理，因此长期穿高跟鞋还往往会导致腰酸背痛等症状。不管是足弓变形还是腰酸背痛都属于亚健康症状。

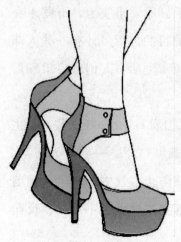

如果你必须长期穿高跟鞋的话，那么穿着的高跟鞋高度最好在 3~5 厘米，健康极限是 7 厘米。如果穿超过 7 厘米的高跟鞋则会导致身体前倾，这样的姿势保持久了对骨盆不利。所以，在平时的时候可以换双平底鞋来穿。因为穿着平底鞋时，脚部骨骼和肌肉会处于一种相对放松的状态，全脚掌着地也让活动时不会受限，时间久了也不容易感到劳累。

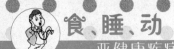
所以，穿高跟鞋感到不适时，那就可换穿几天平底鞋，或者平底鞋和高跟鞋轮流穿，今天穿的高跟，明天就穿平底；还可以采用临时换鞋的方式来保护脚部，例如某些特定活动和场所穿高跟鞋，在活动结束之后马上换穿平底鞋，这样可以尽量避免长期穿高跟鞋对健康所带来的不良影响。

另外，还可以试试下列方法，会让双脚更舒服。

1 在办公室或学校放一双软底平跟鞋，办公或上课时把高跟鞋脱掉。

2 在路上行走时，穿球鞋或平底鞋，到了目的地再换成高跟鞋。

3 每天要加强脚踝及脚部强化运动。

4 回家后，最好能够用温水泡脚，至少浸泡5分钟。

口罩、手套不要戴得太随意

每逢到了冬季，一些人就将自己"全副武装"起来了。当然，这里一方面是怕冷，另一方面就是怕影响健康。事实上，有些人在佩戴一些物件之后的确起到了保护健康的目的，而另外有一些人却在这个过程中丢掉了健康。下面我们就谈谈生活中人们戴口罩和戴手套的一些健康细节。

先说说生活中的那群"口罩一族"，之所以这么称呼这些人，主要是因为这些人长年累月外出的时候都戴着口罩，一到冬天更甚。这些人认为街上的空气混浊，戴口罩能够防止空气中的灰尘及细菌进入肺部，同时还能保护口鼻不受冻。其实这样做是不对的，反而会影响健康。

这是为什么呢？因为这些人违反了一些戴口罩的禁忌，自然健康就受到威胁了。那么，戴口罩都不能违反哪些禁忌呢？

首先，忌露着鼻子。戴口罩时必须把口鼻部都遮着，因为呼吸主要由鼻子来完成，鼻子露在外边，就起不到戴口罩的作用了。

其次，忌未经清洗反过来再戴。口罩只能单面使用，不能两面交替用。因为口罩一经使用，两面都会变脏，口罩外面积聚着不少外界空气里的粉尘、细菌等污物，里面则粘附着不少自己呼出的细菌和唾液。如两面交替用，会将口罩上沾染的脏物紧贴面部，吸入人体，损害健康。

第三，忌连续多天使用。口罩应多备几个交替使用，每天换洗一次。清洗时，应用开水先烫 5 分钟，然后再清洗干净，放在阳光下晒干，同时起到杀菌的效果。

第四，忌随便乱放。口罩不用时，应洗干净、晒干后，叠好存放在没有灰尘或异味的箱包之中。平时使用过程中临时不用时，忌把它吊挂在脖子上，或甩在背后，或随手把它塞进胸前的衣袋里，而是应把它叠好装在干净的信封里，再装在口袋里或拎包中。

第五，青少年、成年人忌多戴口罩。青少年和成年人，应经常接受寒冷空气的锻炼，以增强抵抗力，不可整日口罩不离口。

最后，忌用口罩御寒。有的人一到冬天就捂上一个大口罩，借以御寒，岂不知这是有害无益的。因为人的鼻腔黏膜血液循环非常旺盛，鼻腔通道又很曲折，当吸空气时，气流在曲折的通道中形成"漩涡"，鼻腔黏膜便可对冷空气进行加温，所以冷空气经鼻腔吸入肺部时，已经接近人体温度了。如果依赖口罩御寒，会使鼻腔黏膜变得"娇气"，从而降低抵抗能力，反而容易生病。

然后我们再说说戴手套的问题。手套作为一种护手用品，自然

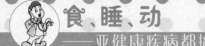

有它存在的价值，然而它也并非像人们想象中的那么随意。佩戴不当，同样能够给我们带来伤害。

首先，戴手套不宜过大或过小。手套过大，达不到保暖效果，并会使手指活动不便，影响工作；手套过小，会使手部血液循环受阻，引起不适。手套大小适度的标准是：戴时顺畅，戴上后舒适，手指活动灵活，脱时方便。

其次，戴手套不宜互相借用。自己的手套忌借给别人，也忌借用别人的手套戴用，以免传染皮肤病。例如手癣、疥疮等，都可能通过手套传染。

再次，骑自行车时不宜戴用人造革、尼龙或者过厚材料制作的手套。因为冬季人造革容易发硬，尼龙太滑，摩擦力小，骑车时戴用容易滑手。戴过厚材料制作的手套会使手指活动不便。这些都不利于保证骑车时的安全。

最后，要因人而异戴手套。戴手套应因人而异，有区别地去选用，才能达到戴手套的目的。例如，老年人皮肤比较干燥，手足易怕冷，手套以选用轻软的毛皮、棉绒或绒线制作的为宜；儿童手小、皮肤薄嫩，手套材料以柔软的棉绒、毛线或弹性尼龙织品为好；多汗、爱出汗的人，冬季手掌容易湿冷，以选用棉织制品手套为佳，既保暖，又有良好的吸水性，并且可经常洗换；手足爱皲裂的人，宜于戴用两层手套，外层可厚一点，里层则薄一点。这样即使天天往手上涂搽防皲裂的药膏，也不至于使手套太脏，因为里层手套可以随时抽出洗涤、烤干再戴。

由此看来，好东西未必能够带来好效果，关键还是在于我们有没有注意它们的一些使用细节。

注意卧室里的日常习惯

现代人往往把精神的享受与身体的享受看得同样重要。而卧室不仅仅能提供给我们舒适的睡眠，更是我们思考和抚慰心灵的地方。因而，卧室里面的好习惯对于我们来讲是非常重要的。

❋ 注意卧室内的空气卫生

卧室内存在多种污染物，要改善卧室的卫生质量，首先就需要经常通风换气。早晨起床后和晚上睡觉前，更应开窗通风或用排气扇换气。安装空调的家庭，除需经常通风外，还应每星期清洗一次空调器的过滤网。经常清洁卧室家具和清扫地面垃圾。

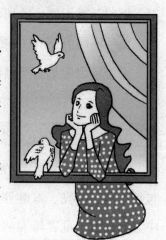

❋ 关注家具材料和陈设

各种建筑、装饰材料，以及各种家具，是卧室污染的另一个来源，它们都或多或少地含有对人体有害的化学物质，如甲醛、甲醇、酚、苯、铅、镉等，容易引起呼吸道刺激症状、过敏反应、中毒等，因此在装修时一定要注意环保。此外，卧室家具的陈设应沿墙摆放，以留出较大的活动空间，并要有利于采光和通风。

❋ 定期清洗床上用品

床上用品直接与人体接触，人体的皮肤每天要分泌皮脂、汗液，以及脱落的皮屑等，而空气中的灰尘也会落在床上用品上。因此，床上用品应定期清洗和晾晒，每星期至少在室外晾晒 1 次，每 2～3 星期清洗更换 1 次。

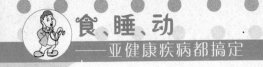

❀ **不要随便在床上坐卧**

外出归来，身上沾有大量的灰尘。不仅是尘土，还有很多有机物和无机物的混合物，如人体排出、掉落的皮屑，毛发、脓痂、血痂、痰液、粪便等的风干碎屑；还有动植物成分，如各种花粉、绒毛；燃料及香烟燃烧的烟尘和烟雾等等，这些都会对人体有害。

❀ **不要在卧室内吸烟**

在卧室内吸烟会严重污染室内空气，威胁人体健康。

卧室不宜摆放电器

其实人类一直生活在电磁环境里，地球本身就是一个大磁场，包括太阳、月亮、雷电等自然现象都会产生电磁辐射。在家用电器中，电磁辐射危害较大的有微波炉、电视机、电脑、组合音响、手机、电热毯、电动剃须刀、电子闹钟等。电磁辐射会引起心悸、失眠、心动过缓、窦性心律不齐等症状；长期处于高辐射环境中，会使血液、淋巴液和细胞原生质发生改变，影响人体循环系统、免疫、生殖和代谢功能，严重时还会诱发癌症。

卧室是人们休息的主要场所，而且睡眠时生理机能减缓，人体抵抗力下降，这时如果处于电磁辐射之下，危害更加严重。

卧室是我们在家中呆得时间最长的地方，因此最应该远离电磁辐射。如果长期睡在高磁场的地方，可以想见这影响有多大。由此也可以知道所谓的"床头音响"是不应该放置在床头的。原则上任何的电器用品都应该远离你的床铺。有人总抱怨睡眠质量不好，其实很可能就是你的床铺附近的电暖器、电风扇、空气清新机、空调等电器在作怪。要知道，一个小型电暖器的磁场就可以高达200mG

以上。微波炉的磁场极高，与其他家电用品不同的是，即使插着电源没有使用，有的机型前方按键板的磁场仍可高达30~60mG，使用时的磁场则超过200mG。另外，研究显示这些泄漏的微波对男性生殖系统的伤害尤其大，小男孩更应避开。

带变压器的低压电源一般磁场都很高，在接线的地方可以测到300mG以上，不过距离仅30厘米远就马上降到1mG以下了。手机充电器、便携式单放机在插座上的变压器磁场也较高，所以也要保持距离。

磁场的穿透性很强，千万不要忽视了相邻房间或楼上楼下的影响。特别是一般电器的管线都接在后方，所以常常测得最高的指数是在电器的正后方，那么与高磁场一墙之隔的位置就要注意了。如果你经常坐在沙发上，你头后面是墙，而隔壁邻居的电视的尾部刚好对着你的头，那你可就遭殃了。

为了将这种危害降到最低，应该做到两点：其一，卧室里尽量不要放电器，即使要放，也要离床远一些，最好在1米以外；睡觉时也不要把电子闹钟、手机等放在枕边，手机至少要离头部1.5米远。其二，购置防电磁辐射产品加以防护，在电热毯以及充水床垫的电热装置上罩上专用的屏蔽布等。其三，电视机、音响等电器关机后要切断电源，不要用遥控关机，使其处于待机状态。只要做到这些，基本上就可以防止在休息时受到电磁辐射的危害。

电磁辐射对人的影响虽普遍存在，却并不可怕。不同的人或同一人在不同年龄段对电磁辐射的承受能力是不一样的，即使在超标环境下，也不意味着所有人都会得病，但对老人、儿童、孕妇或装有心脏起搏器的病人，对电磁辐射敏感人群及长期在超剂量电磁辐射环境中工作的人来说，应采取防护措施。

1. 不要把家用电器摆放得过于集中或经常一起使用，特别是电视、电脑、电冰箱不宜集中摆放在卧室里，以免使自己暴露在超剂量辐射的危险中。

2. 各种家用电器、办公设备、移动电话等都应尽量避免长时间操作。

3. 当电器暂停使用时，最好不让它们处于待机状态，因为此时可产生较微弱的电磁场。

4. 对各种电器的使用，应保持一定的安全距离。

5. 佩带心脏起搏器的患者以及抵抗力较弱的孕妇、儿童、老人等，应配备阻挡电磁辐射的屏蔽防护服。

6. 手机接通瞬间释放的电磁辐射最大，最好在手机响过一两秒或电话两次铃声间歇中接听电话。

7. 多吃胡萝卜、西红柿、海带、瘦肉、动物肝脏等富含维生素 A、C 和蛋白质的食物，加强肌体抵抗电磁辐射的能力。

常掏耳朵的危害

在生活中，我们经常会拿一些小东西掏耳朵，因为这样感觉会很舒服。其实，这样做危害颇多，对耳朵也有损伤，容易造成耳道发炎等亚健康症状，甚至会使听力减退，乃至丧失。

人的外耳道皮肤比较薄弱，与软骨膜连接也比较紧密，皮下组织少，血液循环比较差。耳屎，在医学上叫耵聍，是由外耳道耵聍腺分泌出来的分泌物，它并不像我们认为的那样有害，反而会对外耳道皮肤起到一定的保护作用。不过耵聍过多会堵塞外耳道，影响听力，有时还会刺激外耳道，使耳道发痒。所以，耳屎过多的时候也应该把它掏出来。

在掏耳屎的时候一定要注意安全。如果掏的方法不对，或用力不当，最容易造成外耳道损伤感染而成疖肿，引起耳部疼痛，严重者会导致听力减退。而且经常掏耳朵还可使外耳道皮肤角质层肿胀，阻塞毛囊，给细菌的生长提供便利条件，导致耳道奇痒，或流黄水。外耳道皮肤长期慢性充血，还容易刺激耵聍腺的分泌，耳屎反而会更多。同时，用一些火柴棒等物掏耳朵，容易将霉菌带进外耳道，使耳道奇痒难忍。如果霉菌生长在鼓膜上，还会引起听力减退及耳鸣。

耳屎多了，正确的处理方法应该是用脱脂棉卷做成棉签儿，轻轻地把耳屎清理出来。如果耳屎太多难以掏出，可到医院请医生帮助处理，不要自己随便乱掏。

雾天不宜晨练

早晨空气比较清新，锻炼身体是最好的，这种错误的观念误导了人们很多年。这是因为在白天，植物进行光合作用，吸收二氧化碳和水，释放氧气。晚上，植物进行呼吸作用，吸收氧气，释放二氧化碳和水。而清晨是一天之中二氧化碳的浓度最高的时候，烧煤和汽车尾气排放等产生的氮氧化物、碳氢化合物等各种有害物质在空气中聚集较多，呼吸了这些污浊的空气对人体会产生有害的影响。太阳出来后，这些污染物在空气中经过一定稀释分解，空气质量就会相对好一些。因此一般情况下，太阳出来之前晨练是不太适合的。

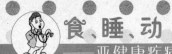
另外，再来说说雾天为什么不适合锻炼，雾天由于大气层结稳定，空气难以交换扩散，会加剧大气污染。据有关部门测定，有雾形成时，烟尘微粒以雾滴的形式悬浮于近地面层的空气中。这些雾滴中，不仅含有铅、砷、苯胺等有害致癌物质，而且携有使人致病的病毒和细菌。此外，许多工厂排出的废气、废水中的硫化物、氯化物、氮氧化物与雾滴结合形成酸雾，会对人体造成危害。因此冬季夜间到清晨形成的大雾中弥漫着呛人的烟味，烟雾中的有害物质容易诱发气管炎、咽喉炎、肺炎、鼻炎等疾病，严重者可导致死亡。

手机使用不当影响健康

手机的大规模普及给一些人带来了健康隐患，为此，要从生活中的一些细节做起，减少手机辐射对健康的损害。

首先是手机的佩戴问题——将手机挂在脖子或腰间是非常影响健康的。

要知道，手机的辐射范围是以手机为中心的环状带，手机与人体之间的距离决定了辐射被人体吸收的程度。因此，人与手机需要保持"距离之美"。同时，心脏功能不全、心律不齐的人尤其不能把手机挂在胸前。

手机如果常挂在人体的腰部或腹部旁，可能会影响生育机能。较为健康安全的方法，是把手机放在随身携带的包中，并尽量放在包的外层，以确保良好的信号覆盖。

另外，还有人喜欢把手机放在枕边当闹钟，这种习惯也很不好，会让身体接受更多的电磁辐射。因为手机辐射太大，尤其是对头部和心脏的辐射，把手机经常放在枕边可以引起偏头痛、记忆力减退以及脑部一些癌变。

其次就是接打电话——接打电话时将手机过于紧贴耳朵。

手机拨出电话而未接通时，辐射会明显增强，此时应该让手机远离头部，间隔约五秒钟后再通话；许多人当手机信号变弱时，还会本能地将手机尽量贴近耳朵。但根据手机的工作原理，在信号较弱的情况下，手机会自动提高电磁波的发射功率，使得辐射强度明显增大。此时把耳朵贴近，头部受到的辐射就会成倍增加。

再次，煲"手机粥"的时候，一只耳朵连续奋战。

研究表明，长时间的连续辐射可能会使脑部受到影响。专家建议，不宜用手机长时间通话，可考虑改用固定电话或者使用耳机。如果不得不长时间用手机直接通话，也应每隔一两分钟轮换左右耳接听。

最后，就是有些人在接打私密电话时常常"躲到墙角"。

对于涉及私密内容的电话，不少人喜欢躲到建筑物的角落接听。而一般情况下，建筑物角落的信号覆盖比较差，因此会在一定程度上使手机的辐射功率增大。基于同样的道理，身处电梯等小而封闭的环境时，也应慎打手机。

除此之外，还有一些细节值得说一下，那就是在乘飞机时、下雨天应该尽量避免使用手机。这样才会减少电磁波的辐射，保护自己的健康。

别因"矜持"而伤害健康

有些人很懂礼貌，在一些场所总是表现得很矜持。的确，这些人在公共场所从来不做有伤大雅或者令别人反感的事情，然而这样却往往会给自己造成一些身体方面的伤害。

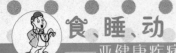

为什么这样说呢？因为如果特意地阻止（身体内部）一些有伤大雅的动作、举止的话，很容易损害健康，下面讲到的就是这种情况。

首先是打喷嚏。有这样一故事：一名年轻孕妇为了顾及餐桌礼貌，在友人面前强忍一个喷嚏。未料因而造成压力导致脑部血管梗塞，昏迷3天后全身瘫痪，医生束手无策。

后来经证实这位孕妇引发的脑部血管梗塞症状并非是由喷嚏造成的，然而喷嚏却是诱发她这种疾病的原因。这个报道却可以说明一点：捏着鼻子或者是强忍着喷嚏对人体是有害而无利的。

事实上，喷嚏本身是一种本能反射，是人体排除鼻内异物的一种方式。如果在打喷嚏时捏着鼻子或者强忍着不打使其不能正常释放，就很可能会引发鼻窦炎、中耳炎，甚至鼓膜穿孔等疾病。

另外需要特别指出的是，除了正常的喷嚏之外，还有一种打喷嚏是因为受凉感冒、上呼吸道黏膜受到刺激而引起的一种反应，而这时打喷嚏捂嘴同样是有害的。因为，人的咽部与中耳鼓室之间有一个"咽鼓管"，它维护着中耳与外界的压力平衡。当上呼吸道发生感染时，打喷嚏如果捂嘴，就会使咽部的压力增高，细菌容易由咽鼓管进入中耳鼓室，从而引起化脓性中耳炎等疾病，不能不引起人们的注意。

其次就是强忍着屁。俗话有云："有屁不放，憋坏心脏；没屁硬挤，挤坏身体。"尽管这话过于俗气，然而它反映的却是一个事实。

可以说，"排气"总是一件令人尴尬的事情，尤其是在公共场所。其实，屁是获知人体健康与否的线索，通过每天放屁的情况可以知道你的消化系统是否通畅。当你排出那些滞积在体内的毒气后，你就会拥有一个清爽舒适的肠胃。

一天当中，每个人的放屁次数是不相同的，有人是 20～30 次，有人则只有 1～2 次。但是作为一个健康的人，平均每天应该放屁 5～10 次，排出的气体大约是 500 毫升左右。

如果有屁憋着不放，让自己进行"消化"。长期如此，会对身休造成危害。因为屁中所含的硫化氢、氨、吲哚等都是有害物质，必须排出体外。如果憋着不放，被肠道重新吸收，对人体很有害，应该立即找个没人的地方去放。

再者就是"憋尿"。尽管"憋尿"的情况大多是出于无奈，然而这一习惯却并不好。

为什么呢？经实验证明，"憋尿"容易造成身体的多处损伤，是身体健康不容忽视的一个细节。那么都会引发那些疾病呢？

❀ 长期憋尿可能引起膀胱损伤

控制膀胱收缩的神经分布在膀胱壁的肌肉里，憋尿太久，会使神经缺血或过度胀扯而受损，造成以后小便疼痛、尿频或尿不干净等后遗症。如果神经受损严重，膀胱括约肌无力，甚至会造成尿不出小便的后果。

❀ 憋尿会引起膀胱炎

憋尿时膀胱胀大，膀胱壁血管被压迫，膀胱黏膜缺血。当你的抵抗力低时，细菌就会乘虚而入，造成急性膀胱炎。

❀ 憋尿可诱发排尿性晕厥

排尿性晕厥多发生于 20 岁至 30 岁男性，偶见于老年人。主要是突然、用力性排尿引起胸腔内压力增加，导致脑缺血所致。

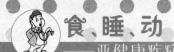
❀ 憋尿可引起前列腺炎

有研究表明，男性前列腺炎的其中一个主要病因，就是泌尿系统的细菌通过前列腺管逆行至前列腺，引起感染，导致前列腺炎。

❀ 憋尿会引起尿路感染

如果长期憋尿，尿液无法将细菌冲走，大量细菌在尿路聚集，就可能引起尿路感染。有研究调查表明，尿流不通畅者，尿路感染的发生率较正常者高 12 倍。不要小瞧尿路感染，尿路感染可能引起严重的并发症，如肾乳头坏死、肾周围脓肿等，甚至导致肾衰竭有生命危险。

❀ 憋尿还可引起"心"病

憋尿可引起生理和心理上的紧张，可使高血压病人血压增高，冠心病人出现心绞痛、心律失常等。因此一定要在能上厕所的地方勤去几次，尤其是外出逛街不方便找厕所的地方。

知道了这么多，相信那些过于"矜持"的人，为了健康该知道怎么做了吧！

不良生活习惯导致亚健康

前面我们讲到过，亚健康状态的人易患感冒，而这些感冒的原因其实大多不是病原性的，而是由于一些生活习惯、细节上的不经意引起的。那么都有哪些方面会诱发感冒呢？

❀ 睡眠不足

中医认为，感冒发病机理主要是人体营、卫两气不相协调所致，而充足睡眠可以协调两气，减少感冒的发生。

✿ 足部受凉

双脚离心脏最远，对冷非常敏感。一旦足部受凉，就会反射性地引起鼻、咽、气管等上呼吸道黏膜血管收缩，纤毛摆动减弱，清除病菌的能力降低，潜伏在鼻咽部的致病微生物将乘虚而入，诱发感冒等病症。

✿ 饮食不当

医学研究表明，感冒与饮食习惯有关。经常嗜食咸者会影响唾液分泌，口腔内深菌酶的含量相应减少。同时，食盐中的钠具有较高的渗透性，对口腔和咽部上皮细胞的防御能力有抑制作用，使体内干扰素等抗病因子的产生受到影响，感冒病毒等病原微生物则会乘虚而入。因此，饮食不宜过于偏咸，还是清淡一些比较利于健康。

✿ 运动过少

据观察，某些体质较弱者平时不常到户外活动，很少参加体育锻炼，机体抗病能力相对降低，患感冒的机会比经常适度进行体育活动的人要高2~3倍。因此建议您在空气晴朗的日子应该多参加一些室外锻炼，这样有益于防治感冒等病患的发生。

✿ 精神高度紧张

科学证实：易发怒的人发生上呼吸道感染的情况与不常发怒的人相比高出3~5倍。研究人员认为，心理压力大会降低机体免疫功能，从而导致呼吸道防御功能暂时性减退，成为引起感冒发生的诱因。因此，时时放松心情、平和心态对身体健康是有益的。

当然，除了这些诱发感冒的生活细节之外，还有一个感冒后康复期的细节也是不容忽视的——那就是在感冒期间千万别参加体育锻炼。

有些人认为，刚感冒趁着难受还不明显，去打球、跑步，痛痛快快出身大汗，是能够让感冒的症状减轻一些的。然而，这可不是什么治疗感冒的"偏方"。要知道，如此运动的结果只能像"抱薪救火"，让小感冒变成大隐患。

为什么呢？我们都知道，人体在运动时会大量出汗，体内的毒素排出较快，表面上看，可以暂时缓解感冒的症状，但会埋下不小的"隐患"。因为剧烈的运动后大约 24 小时内，会出现免疫抑制的情况，在这段时间里，免疫细胞开始"罢工"，进行休息调养，而感冒病毒入侵体内，正需要免疫系统与之斗争，没有免疫细胞，感冒病菌自然分外猖狂，很可能让小感冒演变为病毒性心肌炎、肺炎、风湿病。同时，运动后机体代谢会相对旺盛些，这样大量消耗体内的糖、脂肪、蛋白质等，会削弱身体的抵抗力，"脆弱"的抵抗力在人多的运动场合，常常经不起任何细菌的攻击，加重感冒的程度。

因此，感冒后还是应该尽量多休息，为身体的抵抗力创造有利的条件，靠多喝水来排除体内的毒素。感冒痊愈后，也要选择温和的运动，让休息了一段时间的肌肉和关节有个适应的过程，才有利于感冒的快速康复。

累了才休息不利于健康

累了才休息是从我们老祖先那里传下来的老习惯，许许多多的人都是这样做的。他们以为累了是应该休息的信号，其实这是身体相当疲劳时的"自我感觉"。这时才去休息已为时过晚。

生理学家曾做过这样一个试验：让一组身强力壮的青年搬运工人往货轮上装铁锭，小伙子们连续干了 4 个小时，结果只勉强装了

12 吨的货物，而且个个都累弯了腰精疲力竭的。可是一天后，让这些小伙子每干 26 分钟就主动休息 4 分钟，同样花 4 小时，却装了 47 吨的铁锭，而且还不觉得很累，工作效率明显提高。这个实验表明，人体持续活动愈久或劳动强度愈大，疲劳的程度就愈重，产生的疲劳感就愈强，消除疲劳所用的时间也愈长，这就是"累了才休息"的弊端。

人体在新陈代谢过程中产生的二氧化碳、乳酸、非蛋白氮等物质是疲劳产生的物质基础，当体内的这些疲劳物质积累到一定程度，到达"疲劳阈值"时，人就会感到疲劳。人体内有能消除、转化这种疲劳物质的机制，当疲劳物质的数量在"疲劳阈值"以下时，这种物质很快被消除；而当疲劳物质的数量达到甚至超过这个值时，消除它们的时间就大大延长，同时又极易诱发许多疾病。

针对身体，我们应该主动休息，所谓"主动休息"，是指在身体尚未感到疲乏时和心境未达到临界状态时就休息，它打破了过去人们那种"累了才休息"的传统观念。其内涵包括主动休身和主动休心两个方面，前者是一种生理调适，后者则是一种心理保养。

主动休息的意思很明显，就是合理地安排休息时间，不要等到身体疲劳了才开始休息，重在养成一个合理有序的休息习惯；主动休心的目的是避免心理疲劳，它的方式有很多，包括静心、怡心、安心、宽心、诚心、正心等，其中的静心是基础与核心，俗话说："静能养神，静可生慧。"

预防疲劳应该做到，积极休息。所谓"积极休息"，就是指在日常生活中，按时更换不同的活动内容。国外学者指出，要合理地组织劳动和休息，就得善于利用有趣的休息方式。体力劳动者休息时

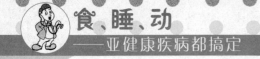

搞点文娱活动，脑力劳动者休息时做点轻微的体力活动，交替进行，这是很有好处的。

生理学研究表明，参加一项自己感兴趣的活动，人体就不容易感觉疲劳，同样，有兴趣的休息方式也能迅速消除人体的疲劳。因此有人认为，把娱乐活动巧妙地加入到生活中去的人是最会生活的人。

和"积极休息"相对的就是"消极休息"了，但它不是指情绪上的消极。如果说积极休息是以"动"为主，那么消极休息则是以"静"为主，主要由玩、坐、卧组成。玩包括欣赏各种艺术表演、慢速散步等，坐包括静坐、气功之类。睡眠是休息的一种方式，但应适可而止。如果成天睡眠，不但容易发胖，人也会逐渐消沉，睡出毛病来。

对于老年人来说，更应该提倡积极休息。体力尚好的老人，每天可适当参加轻微的体力劳动或适宜的体育锻炼，譬如饲养些小动物、种花、做些家务及参加慢跑、骑车等；体力较弱的老年人，则以静坐、散步、参加娱乐活动为主。只有休息得好，精神愉快，才可以促进健康长寿。

第五章

科学膳食，改善亚健康状态

饮食和亚健康的关系

本书最开始我们就已经讲到，亚健康的形成是由许多因素造成的，其中就包括饮食不合理，而这也是最常见的因素。

现阶段，生活节奏日益加快，因公务繁忙而吃饭不定时、因着急上班而来不及吃早餐等，还有许多人是不重视饮食等，从而导致饥一顿饱一顿，这些状况都导致机体经常处于饥饿状态，致使大脑供氧不足，影响肾上腺素、生长激素、甲状腺素等内分泌激素的正常分泌，严重者可产生情绪抑郁、心慌乏力、视物模糊、低血糖、晕厥等症状。

还有一些人由于长期的偏食嗜好，而导致"亚健康状态"。因为人体在正常状态下，血液为弱碱性，但是血液中不论酸性过多还是碱性过多，都会引起身体不适，主食中的

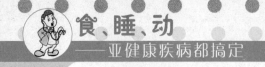

面、米及副食中的肉、蛋类、白糖等食物，食入过多都会导致酸性体质，诱发"亚健康状态"。

所以，合理饮食是必要的。它能为人的机体提供充足的热量、蛋白质、脂肪、碳水化合物以及充足的无机盐、维生素和适量的纤维素，既满足人体的各种需要，又能预防多种疾病。

进补不当会带来"大麻烦"

随着生活水平的提高，人们对饮食方面的要求不再局限于吃饱，更多的是要吃好，保证身体的健康。因此，保健文化越来越流行，保健品也成了人们的最爱。但是在这里要提醒大家，盲目进补并不一定会给身体带来好处，也有可能带来"大麻烦"。

人体对营养的摄取，主要是靠一日三餐，而绝不是仅仅依靠营养补剂。《黄帝内经》就明确指出：补品只能用于调养虚弱的体质，机体的营养供给还得让位于五谷、五果、五畜、五菜等日常生活所必需的饮食。现代营养学证明，只有一日三餐饮食均衡，才能使你的营养均衡。

一般来说，不是每一位亚健康状态的人都能进补，体虚则补，湿热阻滞的病人内有湿热实邪，如果给他人参服用，等于火上浇油；虚者也应分清属于气血阴阳哪方面的虚损，若明明是阴虚而一味壮阳，则加速了病人的阴津耗伤，或是脾虚而补肾，也难见成效。对证进补并不是越多越好，凡事都有个度，人体最佳状态是平衡状态，矫枉过正，同样会破坏体内的平衡，造成新的疾病，如服用鱼肝油过量可引起中毒，长期服用葡萄糖会引起发胖等。要知道"吃补品"

并不等于保健养生，它只是其中的一小部分。对于身体虚弱或者出现某些疾病的人才需要进补，而无病进补，既增加开支，又损害健康，这样的例子在中国古代历史上可谓是不胜枚举。

另外，进食补品以后需要人体的吸收和利用，而有些人胃肠消化功能差，代谢利用率低，吃了营养补品，也不能很好地消化吸收，甚至会因体质虚弱或进补不当而产生副作用或反作用。

总之，不要把补品当成"宝"，过量进补或进补不当都会给人体带来"大麻烦"，出现各种亚健康状况，甚至引起疾病。

健康饮食的原则

民以食为天。这个道理任何人都知道，如果上升到了科学的高度，我们就需要了解科学饮食的细节。因为身体健康依赖于机体中无数个细胞，而每一个细胞的健康则很大程度上取决于一日三餐，换言之，你的日常饮食能够为身体的各个细胞提供必需的营养和能量。总之，健康饮食是对抗亚健康的最佳途径。那么，健康饮食的原则是什么呢？

❀ 均衡饮食，合理调配

调配平衡饮食，可以全面地、合理地利用不同食物的营养物质，使机体需求得到供应，健康得以保证。

1. 五谷相杂，粗细搭配。一般来说，以米、面为细粮，高粱、玉米、红薯、大麦等为粗粮。有人认为粗粮营养差，不易消化，不好吃，不愿意食用。但从营养学观点来看，细粮的营养价值不高，而粗粮的营养价值反超过细粮。现代的营养学家曾做过测定，同

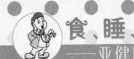

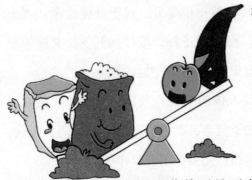

样 500 克粮食，供给热能较多、蛋白质含量较高的是全麦面，其次是小米、玉米和高粱，而精米、精面最低。米、面加工碾磨得越精细，营养就会丧失得越多。所以长期食用精米，人们就因营养不足而患"精米病"即"脚气病"。故善养生者，宜弃精取粗，多食糙米。

2. 荤素搭配，以素为主。五果、五畜、五菜是为副食，其中又以肉类为荤食，瓜果、蔬菜为素食。据世界卫生组织统计，荤类食物中含胆固醇较多，过食荤食，容易引起血管壁弹性下降、管腔狭窄、动脉硬化、高血压、冠心病、心肌梗塞、脑血管意外等。多吃荤食固然不好，但也不能完全戒绝，应荤素搭配。因为动物肉类荤食富含蛋白质和脂肪，它们不仅含热量高，而且还是机体组织器官必不可少的营养成分，并可作为能源在体内储存，以备机体急需。所以，单纯吃素对身体是不利的。总的来说，荤素搭配着吃是最健康的饮食方法。

❀ 饮食有节，定时定量

1. 饮食有节，饥饱适中。饮食长期过多或过少，都会给身体造成损害，导致疾病。故而饮食须有节，有一定的限度。饮食有节，就是要求人们每日的饮食有一定的节制。根据各人的具体情况饮食定量，以做到"饥饱得中"，一则可保脾胃的运化功能正常，提高食物的利用程度，二则可减少疾病的发生。

2. 饮食定时，运化守律。饮食要有规律，适当安排饮食的时间是非常必要的。饮食者若不能定时而随意食用，特别是儿童，零食不离口、使肠胃始终处于充盈状态，一直在工作得不到休息，会导致胃肠功能减弱。长期如此，势必食欲减退，造成营养不良，严重影响身体的健康。

✿ 一日三餐，各有不同

一日之内，人体的阴阳气血运行随昼夜变化而变化。晨起阴气收而阳气渐盛，夜晚阳气收而阴气渐盛。白天，阳气盛，人体的各种生理功能和新陈代谢都较旺盛，大脑也处于兴奋状态，各种消化腺对酶和消化液的分泌增多，机体的活动量也较大，对食物的需求量和消化吸收功能都比较强。夜晚阳衰而阴盛，活动量减少，多需静息入寝，能量消耗亦减少，故需要的营养也相对少一些，以少食为宜，如进食量大，多余的热量就会在胰岛素作用下合成脂肪，使人发胖。故一日三餐的合理安排是非常重要的，早在古代就倡导"早饭宜好，午饭宜饱，晚饭宜少"的养生准则。现代研究也表明，合理的用餐数量应该是午餐量较多，早、晚餐量较少，早餐应占全天总热量的25%~35%，午餐应为40%，晚餐应为30%~35%。

微量元素影响身体健康

人体是由60多种元素所组成。根据元素在人体内的含量不同，可分为常量元素和微量元素两大类。微量元素在人体内的含量可谓是微乎其微，但是别看它少，它却与人的生存和健康息息相关，对人的生命起至关重要的作用。它们的摄入过量、不足、不平衡或缺乏都会不同程度地引起人体生理的异常或发生疾病。

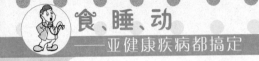

人体的各种疾病与体内元素平衡失调有关，尤其是人体必需的微量元素是维持人体正常新陈代谢，各种酶的活性、脂肪、蛋白质、碳水化合物的合成分解代谢，体内过氧化物和毒素的排除，免疫功能的调节所不可缺少的。心脑血管疾病、癌症、糖尿病等都与微量元素失衡有关。而这些疾病的前期都会有一些因微量元素平衡失调而出现的各种亚健康不适表现。通过头发、血清（全血）分析研究发现，高血压病患者除体内宏量元素钠高钾低，钙、镁不足外，微量元素硒、铬、钴等元素明显低于健康人；心脏病患者与镁、钾、钴、硒、铬、锶、铜等不足及镉、铅过量有关；脑血管病与体内缺乏硒、铬、锌、铁、镁等元素有关。恶性肿瘤的发生和发展也与患者体内元素平衡有关，如鼻咽癌患者体内镍、镉及铅过量和体内缺乏硒、锌、锰、钾等元素有关；又如肝癌患者体内缺乏硒、铬、锰、镁、锌、铁等元素，而镍和铝等元素过量；再如乳腺癌患者与体内硒、锌、碘、镁不足和铬、锰等过量有关；食道癌、卵巢癌及白血病等许多恶性肿瘤都与患者体内缺乏硒等元素有关；糖尿病患者体内显著缺铬、锌、硒、锰、镁、钙、钾等元素，而铜、铅、铁过多。

人体必需微、宏量元素主要来自于食物和水。如饮食摄入不足或饮食结构不合理，缺乏适量运动，不节制烟酒，加上环境污染都可能使人体元素平衡失调。早期可能出现因微量元素平衡失调而导致的亚健康不适症状，这时免疫功能下降，易感冒，小病不断，发展下去就有可能导致心脑血管疾病、肿瘤、糖尿病等。因此，认识微量元素与亚健康的关系，重视微量元素的平衡摄入，纠正不良饮食习惯是预防亚健康的重要措施。

维生素缺乏，亚健康袭来

维生素又称维他命，在人体的整个新陈代谢中，扮演着极其重要的角色。要想维持人体的正常运转，维生素是必不可少的。维生素包括维生素 A、维生素 B_1、维生素 B_2、维生素 B_3、维生素 B_6、维生素 B_{12}、维生素 C、维生素 D、维生素 E、维生素 K 等。

在人体中，维生素缺乏是一个渐进的过程。轻度缺乏时，一般不会出现各种疾病，但会导致亚健康状态，出现劳动效率下降，抗病能力大幅度降低等。在我国，因维生素缺乏而导致的重症疾病并不常见，但是因其而产生的各种亚健康症状却经常出现，不但使人易感染各种疾病，还会造成早衰等不良后果。由于维生素的亚临床缺乏很难及时发现，对健康的破坏力又很强，所以决不可掉以轻心。

✿ 维生素 A

维生素 A 也叫做"美容维生素"，它能够改善细胞壁的稳定性，减少空气污染物质对皮肤造成的伤害，抗氧化、防衰老和保护心脑血管，可维持人的正常视力，预防夜盲症等眼疾。如果人体内缺乏维生素 A，指甲就会出现凹陷线纹，甚至出现皮肤粗糙、无光泽、易松弛老化，视物模糊，记忆力衰退的现象。

✿ 维生素 B_1

维生素 B_1 可以参与肌体内糖的代谢，维持神经、心脏及消化系统的正常机能，提高肌体活力。人体内若缺少维生素 B，则会大便秘结，长时间消化不良，易疲倦，手脚发麻，小腿偶有疼痛感。

✿ 维生素 B_2

维生素 B_2 可以参与人体内的代谢和能量的生产过程，对维护皮肤黏膜、肌肉和神经系统的功能有很重要的作用。人体内若缺乏维生素 B_2，就会口臭、鼻腔红肿、食欲减退、腹泻、失眠、头痛、精神倦怠、眼角膜发炎、皮肤多油质、头皮屑增多、眼怕光、手心脚心有灼热感等。

❀ 维生素 B_3

维生素 B_3 可以保持皮肤健康及维持血液循环，有助于神经系统的正常工作，有利于各种营养物质的吸收和利用，并能促进对病原体有抵抗力的抗体的合成。人体若缺少维生素 B_3，就会出现舌头肿痛及口臭现象。

❀ 维生素 B_6

维生素 B_6 可以维持免疫功能，防止器官衰老。人体若缺少维生素 B_6，就会出现口唇和舌头肿痛、肌肉痉挛、外伤不愈合、孕妇还会出现过度的恶心、呕吐。

❀ 维生素 B_{12}

维生素 B_{12} 能够预防贫血，提高血液携氧能力，增强记忆力，维护神经组织。人体如果缺少维生素 B_{12}，就容易疲劳、精神抑郁、记忆力衰退、抵抗力降低、贫血、毛发稀少、食欲不振、呕吐、腹泻。

❀ 维生素 C

维生素 C 有清除毒素、净化人体之功效，表现出非凡的抗氧化作用。它能够保护牙齿、牙龈，并能使骨骼越来越强健。它还具有去除黑斑、愈合伤口、防癌抗癌等作用。

如果人体内维生素 C 大量流失，黏膜、皮肤会很容易出现流血现象，极易感染败血症，对风寒侵袭非常敏感，非常容易患感冒，降低对病菌的抵抗能力。

维生素 D

维生素 D 能使人体内的钙平衡得到调节，促进钙和磷的吸收、代谢，防止骨质疏松症，保持骨骼健康。人体内若缺少维生素 D，则多汗，易急躁，蛀牙，易骨折，肌肉抽搐、痉挛。

维生素 E

维生素 E 是人体内一种强抗氧化剂，能防止不饱和脂肪酸自动氧化，从而维持细胞膜的正常脂质结构和生理功能。如果长期缺乏维生素 E，容易发生未老先衰。维生素 E 还能改善动脉硬化和其他心血管疾病，预防血栓形成。维生素 E 与性器官成熟和胚胎发育有关，可防止流产。维生素 E 还能阻断亚硝酸盐的形成，有抗癌作用。

维生素 K

维生素 K 有"止血功臣"之美称，是凝血酶原的主要成分。人体内若缺乏维生素 K，就会出现鼻子出血，甚至尿血、皮肤黏膜瘀血、胃出血。

通过饮食调理亚健康

亚健康状态时往往出现乏力、脾气不好、记忆力减退等多种不适表现，采用对症饮食调理，往往能获得益处。

压力过大

维生素 C 具有平衡心理压力的作用，当承受强大心理压力时，身体消耗的维生素 C 比平时多 8 倍。所以，要尽可能多地摄人富含

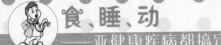

维生素 C 的食物，例如清炒花菜、菠菜、芝麻、水果等。工作压力大的人，服用维生素 C 片剂也会获得比较理想的效果。

❀ 失眠、烦躁、健忘

多吃富含钙、磷的食物。含钙多的食物有大豆、牛奶、鲜橙、牡蛎等；含磷多的食物有菠菜、栗子、葡萄、鸡、土豆、蛋类等。

❀ 体瘦虚弱

体瘦虚弱的人适宜吃鱼，吃饭前最好小睡一会儿。有些人习惯饭后睡觉，这是不正确的，应改为饭前睡一会儿。

❀ 大脑疲劳

可以吃些坚果，即花生、瓜子、核桃、松子、榛子等，对健脑、增强记忆力有很好的效果。因坚果含人体必需脂肪酸——亚油酸很高，且无胆固醇，所以人们常常把坚果类食品称为健脑食品。另外，坚果内还含有特殊的健脑物质，如卵磷脂、胆碱等，对脑力劳动者来说，其营养、滋补作用是其他食物所不能比拟的。

❀ 眼睛疲劳

在办公室里整天面对着电脑，眼睛总是感到很疲劳。可以在午餐时吃一点鳗鱼，因为鳗鱼含有丰富的维生素 A。另外，吃些韭菜炒猪肝也有效。

❀ 情绪易激动

有些人遇事易激动，难以控制自己的情绪，不妨多吃些鱼、虾和海带等，同时，要多吃含 B 族维生素丰富的食物，如蒜、油菜、土豆、黄花菜、莲藕、香蕉、苹果、玉米等。

❀ 脾气暴躁，爱发火

有些人情绪反复无常、脾气暴躁、嫉妒心强、容易发火，可能是由于体内缺钙及 B 族维生素，应及时补钙，多吃海产品，如贝、虾、海带、蛤蚧，还有大白菜、豆类、花生和牛奶等含钙、磷高的食品，同时还应补充 B 族维生素，包括食用各种豆类、桂圆、核桃和各类蘑菇等。此外，心烦易怒还与食盐摄入过多有关，应在饮食中控制食盐量，食物尽可能清淡一些，可多喝牛奶。同时，食盐过量，导致体内钾盐积蓄，人会变得迟钝，喜欢睡觉。食糖过多也不好，可使人情绪反复无常，易激动、爱哭，甚至脾气暴躁、摔毁物品等。

办公族的不良饮食习惯

当今出现亚健康最多的人群就是"办公族"，而"办公族"一些不良的饮食习惯直接导致了身体的亚健康状态，为了避免更多"办公族"的健康受到损害，我们就先来看看"办公族"都有哪些不良的饮食习惯吧！

❀ 带饭吃

出于卫生、口味、节省、方便等考虑，在一些年轻白领中，"上班带饭族"的队伍越来越壮大。甚至一些公司还专门配备了微波炉和冰箱，帮助员工解决午餐问题。看似又好又简单的事情，其实有很多不利的地方。因为"带饭族"一般都不知道哪些饭适合带哪些饭不适合带。

自备午餐不宜带鱼类、海鲜类，因为鱼和海鲜隔夜后易产生蛋白质降解物，不利于健康。更不宜带绿叶蔬菜，绿叶蔬菜中含

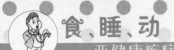
有不同量的硝酸盐，经微波炉加热或存放的时间过长，蔬菜会发黄、变味，硝酸盐还会被细菌还原成有毒的亚硝酸盐，有致癌的作用。

若要带饭，最好早晨起来做，饭菜存放的时间不能超过 12 小时，最好是在 8 小时之内。如果是头天晚上的菜，可将想带的饭菜密封冷藏，第二天到单位后将饭菜放进冰箱，吃之前一定要将饭菜热透。另外，不宜将饭菜混在一起，分开放置能减缓变质。

❀ 进食过快

进食过快会加重胃肠负担、导致肥胖。很多办公族午餐都是在非常匆忙的状态下吃完的，进食速度过快，食物未得到充分咀嚼，不利于唾液淀粉酶的初步消化，会加重胃肠负担；咀嚼时间过短，迷走神经仍处于过度兴奋之中，长此以往，容易因食欲亢进而肥胖。吃饭时应尽可能慢一点，如果真的时间很紧张，那就牺牲一点休息时间。

❀ 饮水不足

办公族在工作中精神高度集中，很容易忘记喝水，从而造成体内水分补给不足。体内水分减少，血液黏滞性增加，容易导致血栓形成，诱发心脑血管疾病，还会影响肾脏代谢，故应多喝水，勤上洗手间。

远离亚健康，从素食开始

素食不仅仅是一种饮食方式，更是生活中关键的一部分。为什么说素食可以远离亚健康呢？这首先要从两方面来说。

✿ 有益于身体

一般亚健康或者疾病状态的人，食肉都比较多。而肉类是最典型的高热量、高脂肪食物，食肉往往会造成便秘、大便困难、口臭等亚健康状态。其根本原因是肉食动物的肠子短而粗，食肉后粪便很快排出。而人的肠子细而长，肉食在肠内长期逗留，腐败发酵，加上肉食本有的毒素一起对肠壁持续作用造成的影响。脸上长斑、长痘、皮肤灰暗的原因也是体内毒素不能及时排出。毒素不能通过正常通道排出，就只能通过皮肤外泄了。

而素食者的血液不会像肉食者那样随着年龄增长而变得粘稠，始终保有年轻化的血管，因而减少了心脑血管疾病的风险。

在人体免疫力测试中自由基指数高，则免疫力差。素食者不食肉、鱼、蛋、奶，不抽烟，最大限度地杜绝了自由基的来源。另一方面，为了保证足够的营养，素食者每天食用的蔬果数量比肉食者要多得多。素食者因而得益于大量食用的蔬果中摄取的抗氧化剂。与肉食者相比，素食者从体外获得的有害的自由基数量相对较少，而获得的对抗自由基的抗氧化剂数量则明显更多，这是素食者的一个重要的健康优势。也就是说，与肉食者相比，素食者的免疫力要强得多。素食者通常很少受到感冒、腹泻等困扰，对疾病有更强的抵抗力。

✿ 有益于心理

有人说"食物决定性格"，确实有一定的道理。食肉动物性情凶猛、桀骜、暴烈、富于攻击性。食草动物则善良、温和、平顺、少有攻击性。同样，与肉食者相比，素食者心态更平和，更易与他人和善相处。

现代社会节奏快，竞争激烈，人们普遍受到压力和紧张的困扰，压力和紧张正是造成亚健康状态的重要心理因素。素食者遇事泰然、心态平和，这种良好的心态是应对压力和紧张的法宝。人的一生难免有各种起伏，素食者处事低调，处变不惊，在遇到困难，身处逆境时能有平顺的心态。素食者这种心态保证他们很少受到焦虑、烦躁和忧郁的影响。

因此，从以上两点来看，素食有益于身心健康，是免除亚健康，少病长寿的一种方式。

避开空腹饮食，身体才健康

人们常说"饥不择食"，不外乎是说，人在十分饥饿的状态下，只要是能吃的东西都能拿来当作食物。其实这种习惯是不好的，有些食物是不宜空腹食用的，否则会给人体健康带来危害。

❋ 不能空腹吃的食物

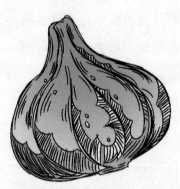

❀ **大蒜**

由于大蒜含有强烈辛辣的蒜素，空腹吃蒜，会对胃黏膜、肠壁造成刺激，引起胃肠痉挛、胃绞痛，并影响胃、肠消化功能。

❀ **冷冻食品**

许多人喜欢在运动后或空腹时，大量饮用各种冷冻食品（饮料或者冰棒）。这样会强烈刺激胃肠道，刺激心脏，使这些器官发生突发性的挛缩现象。久而久之，可导致内分泌失调、女性月经紊乱等病症发生。

✿ 食糖

糖是一种极易消化吸收的食品，空腹大量吃糖，人体短时间内不能分泌足够的胰岛素来维持血糖的正常水平，会使血液中的血糖骤然升高，对身体健康非常不利。而且糖属酸性食品，空腹吃糖还会破坏机体内的酸碱平衡和各种微生物的平衡，对健康有害。

英国科学家研究发现，空腹大量吃糖，会使血液中的糖升高，引发高血糖昏迷。因此，一些特殊人群应谨慎空腹食用糖。

例如，体胖超重的人（空腹食用会加重肥胖）；老人和儿童（空腹饮用会导致血钙量减损，影响骨骼牙齿健康，引发发育不良、骨折等症状）；婴幼儿（会让婴幼儿产生饱肚感，妨碍食欲，损害正常营养物质的喂养与吸收）；腹泻的人（糖分可令胃肠消化与吸收负担加重，糖消化不良则会引起大便呈泡沫频次增加）。

✿ 酒

空腹饮酒会刺激胃黏膜，久之易引起胃炎、胃溃疡等疾病。另外，人空腹时本身血糖水平就较低，此时饮酒很容易出现低血糖，脑组织会因缺乏葡萄糖的供应而发生功能性障碍，出现头晕、心悸、出冷汗及饥饿感，严重者会发生低血糖昏迷。

美国哈佛大学的一项研究发现，那些为减肥而节食的人，肚腹空空时仍饮酒每天达 2～3 次的人，患结肠癌的概率是正常人的 3倍。因为节食或少进食常导致氨基酸和叶酸严重缺损，而且酒精阻碍了蛋氨酸和叶酸的吸收，从而导致结肠癌发生。建议 35 岁以上者空腹时最好不要饮酒，也不要吸烟，这才是预防肠癌或其他疾病的最有效办法。

当然，除了这些食物之外，还有一些常见的水果也是不能空腹食用的。这是因为人在空腹状态下，胃酸的分泌会增加，胃酸的浓度也较高，倘若胃酸同含有胶质、柿胶酚、果胶质和可溶性收敛剂等成分的物质相结合，就会形成难以溶解的沉淀物。如果沉淀物结成大块，就会堵塞幽门，产生一系列不舒适的反应和消化道的疾病。那么，有哪些常见的水果不宜空腹食用呢？

1. 西红柿：含有大量的果胶、柿胶酚、可溶性收敛剂等成分，容易与胃酸发生化学反应，使胃内压力增高，造成急性胃扩张而感到胃胀疼痛。

2. 柿子：含有柿胶酚、果胶、鞣酸和鞣红素等物质，具有很强的收敛作用。在空腹时如遇较强的酸，容易与胃酸结合凝成难以溶解的硬块，引起"胃柿结石症"。

3. 香蕉：含有大量的镁元素，如果空腹吃大量的香蕉，会使血液中含镁量骤然升高，造成体内血液中镁、钙比例失调，对心血管产生抑制作用，不利于身心健康。

4. 橘子：橘汁含有大量糖分和有机酸，空腹时吃橘子，会刺激胃黏膜，使脾胃满闷、反酸。

5. 甘蔗和荔枝：空腹时不能过量食用甘蔗和新鲜荔枝，否则会因体内突然渗入过量糖分而发生"高渗性昏迷"。

6. 山楂：味酸，能利气消食。若空腹食用，不仅耗气，而且会增强饥饿感，并加重胃痛。

总的来说，空腹饮食绝对是一个影响身体健康的因素。倘若在有条件的时候，一定不要空腹食用这些影响健康的食物。

戒除饭后坏习惯，预防亚健康

刚刚进食，肠胃进入活跃期，有些坏习惯会影响肠胃对食物的消化和吸收。因此，戒除这些坏习惯，可以有效预防亚健康。

✿ 饭后百步走

饭后百步走只适合于平时活动较少、尤其是长时间伏案工作的人，以及形体较胖或胃酸过多的人。这些人如果饭后散步 20 分钟，有助于减少脂肪堆积和胃酸的分泌，有利于身体健康。但对于老年人来说，刚吃完饭就走动无益健康，特别是对于患有冠心病的老年人来说，餐后胃部膨胀可反射性引起冠状动脉收缩，引起心肌供血减少。因此，老年人餐后可适当休息，以改善心肌供血功能。另外，体质较差尤其是患有胃下垂等病的人，应该选择在饭后平卧 10 分钟。

✿ 饭后急着喝茶

如果饭后立即喝茶，茶水会冲淡胃液，影响胃内食物的正常消化，因此应待 1 小时后胃内食物消化得差不多时再喝茶水。

✿ 饭后刷牙

牙冠的表面有一层珐琅质，刚吃过食物之后，尤其是食用了酸性食物后，珐琅质就会变松软。如果在这个时候刷牙，势必造成珐琅质的流失。牙齿的珐琅质减少，这样一来，容易患上牙齿本质过敏症，吃东西时牙齿就会出现酸、痛症状。因此，进食后最好先用清水漱口，待 1~2 个小时后再刷牙。

✿ 饭后吸烟

进食以后，消化系统立刻全面运动起来，进行消化和吸收等各

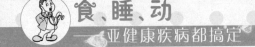
种生理活动。此时人体内的胃肠蠕动十分频繁，血液循环加快了，全身毛孔也都张开。如果在这个时候吸烟，肺部和全身组织吸收烟雾的力度大大加强，其他生物碱类物质也会大量进入人体，无疑给人体机能和组织带来比平时大得多的伤害。

❀ 饭后就睡觉

饭后就睡觉会使大脑的血液流向胃部，由于血压降低，大脑的供氧量也随之减少，易引起心口灼热及消化不良，还会发胖。如果血液原已有供应不足的情况，这种静止不动的状态极易招致中风。

膳食酸碱要合理摄入

人体血液的正常 pH 值为 7.4，呈微碱性，这是机体各种生理活动所需要的最佳条件。可是食物能影响血液的 pH 值。当食物成分在体内参加新陈代谢反应后，如果生成酸性代谢产物，则影响血液 pH 值偏向酸性，这类食物被称为成酸食物。如果长期大量进食这类食物，就有可能使血液中 pH 值保持酸性，形成酸性体质，不利健康。酸性体质是导致亚健康状态的主要原因。据统计，有 70% 的疾病易发于酸性体质的人群。酸性体质的儿童，钙的消耗量也会增加，龋齿发生率高，并且烦躁多动，注意力不易集中，反应能力差，容易发生精神障碍，影响正常的身体发育和学习。

相反的一类是成碱食物，它们在体内容易生成碱性代谢产物，能中和、抵消成酸食物的影响，使血液保持正常的微碱性，防止形成酸性物质。

成酸食物有大米、小麦、肉类、蛋类、食糖和酒等，成碱食物主要是海藻、蔬菜、水果等。酸味水果属于成碱食物，这是化学上两个不同的概念，因为水果含有的有机酸是碳氢化合物，在体内氧化为二氧化碳和水，不会生成酸性代谢产物，因此不是成酸食物。

因此，养成良好的饮食习惯，多吃蔬菜、水果等成碱食物，使膳食结构中成碱食物与成酸食物保持 2：1 的格局，是最有利于健康养生的。

不吃早餐的危害

不吃早餐有百害而无一利。首先，夜间分泌的胃酸在清晨得不到食物的中和，可造成胃部不适，胃黏膜损伤；其次，经过一夜的休息，晨起机体急需补充能量，而早餐有助于促进机体新陈代谢，不吃早餐，使人容易感到疲劳，易诱发低血糖。长此以往，势必引起胃溃疡、贫血、营养不良，出现亚健康状态，甚至导致早衰。此外，医学专家发现，一个人早晨起床后不吃早餐，血液黏滞性会增高，血液流动缓慢，天长日久，会导致心脏病。

因此，正常进食早餐不但使人在一天的工作中精力充沛，而且有益于心脏健康。研究显示，坚持吃早餐的青少年要比不吃早餐的青少年长得壮实，抗病能力强，在课堂上表现得更加突出，听课时精力集中，理解能力强，学习成绩优秀。对上班族来讲，吃好早餐是干好一天工作的基本保证。人的脑细胞只能从葡萄糖获取能量，经过一晚上的睡眠没有进食又不吃早餐，就不能保证足够的葡萄糖

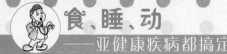
供应，从而使人变得疲倦乏力，甚至出现恶心、呕吐、头晕等症状，无法精力充沛地投入到工作和学习中去。

抗疲劳的食物有哪些

疲劳又称疲乏，是主观上一种疲乏无力的不适感觉，也是亚健康状态中的一种表现。过度疲劳会导致身体的神经系统功能紊乱，引起体内主要的器官和系统失衡，比如发生心律不齐、内分泌失调等等，严重的就会导致全身的应激状态、感染疾病的儿率相应提高。应对疲劳最好的方法就是休息，让身体保持一种放松状态，那样精神状态才会更好地恢复。当然，除了休息以外，饮食也比较重要。在日常生活中，多吃一些抗疲劳的食物，也有助于亚健康状态的恢复。

❀ 富含蛋白质食物

蛋白质是抵御疲劳最有效的食物，为了增强身体的抵抗力，平常就应注意摄取高蛋白质食品。含有高蛋白质的食物如豆制品、瘦肉、鱼等都具有相当的抗疲劳功效。日本的营养学家认为，腐竹、鳝鱼、凉拌菠菜等是消除疲劳的最好食品，其中除鳝鱼是酸性食物外，其余都是碱性的。并且这几种食物都含有大量的维生素，能够保证机体营养的供给。

❀ 富含色氨酸食物

疲劳与食物中的色氨酸含量相关。色氨酸是脑组织中必需的氨基酸之一。大脑细胞的活动、信息的传递，主要表现为神经冲动，当人进行思维活动时，就需要通过高级神经细胞的连续冲动传递来完成，这种传递需要色氨酸的帮助。色氨酸摄入不足，就会抑制大脑思维活动及兴奋，使人产生疲倦感，表现为神情淡漠、抑郁、应激反应降低、注意力和记忆力减退。因此，平时应注意多吃一些含色氨酸相对较多的食物，如粳米、大豆、薯类、黑芝麻等。

✿ 适当吃含糖类食物

脑力劳动和精神极度紧张所造成的疲劳，可以摄取适量的糖质，如砂糖、牛奶糖、麦芽糖、蜂蜜等，喝少量的甜酒也有效用，这些可以抑制肾上腺素的分泌。使人更好地进入梦乡，消除疲劳。精神极度紧张时，可摄取适度的糖质，那样可以抑制肾上腺素的分泌，给人带来好的睡眠。

✿ 多吃含脂肪多的食物

进行长时间的体力劳动之前，应摄取脂肪较多的食物，这样可以防止由于热量消耗而出现的疲劳。

延缓衰老的食物有哪些

古往今来没有谁不希望健康长寿，而封建帝王为了追求长生不老更是无所不用其极，然而人类的生命过程已注定要经历生长、发育、衰老、死亡这四个阶段，作为凡人重要的是关注在成年后如何延缓衰老的进程而获得高的生活质量。

所谓衰老就是机体组织器官的形态结构和生理功能方面出现了一系列慢性、进行性和退化性的变化，导致生物体适应能力和储备能力的日趋下降，这一变化过程的不断发展就是衰老。而且衰老有两种情况，一是生理性衰老，一是病理性衰老。而病理性衰老就是因为疾病的原因而导致的衰老，所以，在患疾病之前的亚健康状态阶段则尤其重要。在这个阶段，可以多吃一些防治衰老的食物，对身体是非常有益的。

❀ 蘑菇

蘑菇营养丰富、增强免疫力、减肥。蘑菇含有大量无机质、维生素、蛋白质等营养成分，但热量很低，常吃也不会发胖。且蘑菇富含膳食纤维，可防止便秘，降低血液中胆固醇含量。蘑菇中的维生素 C 含量比一般水果高很多，可促进人体新陈代谢。

❀ 冬瓜

冬瓜富含维生素 C，对皮肤胶原蛋白和弹力纤维都能起到良好的滋润作用。经常食用，可以有效抵抗皱纹生成，令肌肤柔嫩光滑

❀ 西红柿

西红柿防癌、增进食欲，可使人精力旺盛、肌肤美白。

❀ 西兰花

西兰花富含抗氧化物维生素 C 及胡萝卜素。科学研究证实，开十字花的蔬菜是最好的抗衰老和抗癌食物。

❀ 胡萝卜

胡萝卜富含维生素 A，可使头发保持光泽，皮肤细腻。

❀ 洋葱

洋葱可清除血中胆固醇，抗衰老，有增强抵抗力的作用。

❀ 鱼肉

鱼肉中含有大量蛋白质，特别是深海鱼如金枪鱼，其不饱和脂

肪酸能降低血脂，改善动脉硬化，预防中风，缓解皮肤干燥。

❀ 豆腐

除了鱼虾类，豆腐是非常好的蛋白质来源。大豆中含有异黄酮，具有类雌激素作用。

❀ 苹果

苹果含有膳食纤维、维生素 C 和糖，可通便、降血脂，保持肌肤光泽。

❀ 橙子

橙子有防癌的作用，一个中等大小的橙子可以提供人体一天所需的维生素 C，提高身体抵抗细菌侵害的能力。橙子能清除体内对健康有害的自由基，抑制肿瘤细胞生长。

易患感冒者食疗方

芪麦饮

材料 黄芪 15 克，麦冬 10 克，甘草 3 克，白糖 10 克。

做法 将黄芪、麦冬、甘草洗净，同入锅中，加适量水，浓煎 2 次，每次 30 分钟，合并滤汁即成。上下午分服。

参枣龙眼饮

材料 太子参 15 克，大枣 8 枚，龙眼肉 15 克，红糖 10 克。

做法 将太子参、大枣、龙眼肉洗净，入锅，加适量水，大火煮沸，改小火煎煮 30 分钟，去太子参，加入红糖，待糖溶化即成。上下午分服。

黄精玉竹奶

材料 鲜黄精 30 克，玉竹 15 克，黄豆 50 克，糖适量。

做法 将鲜黄精、玉竹（或从中药店购买干品，其黄精、玉竹用量各为鲜品量的 1/2）去除根须，洗净，置沸水中略烫。黄豆洗净，用冷水浸泡过夜（6~8 小时），次日早晨与鲜黄精、玉竹同放入家用粉碎机中粉碎，过滤取汁，入砂锅，用中火煮沸后少量加糖，待糖溶化即成。早晚分服。

参芪粥

材料 党参 20 克，黄芪 30 克，粳米 100 克。

做法 先将党参、黄芪切成

薄片，入锅加水，煎煮 2 次，去渣取汁，与淘净的粳米煮成稠粥。早晚分食。

太子参防风茶

材料 太子参 12 克，防风 3 克。

做法 将太子参洗净晒干，放入杯中，用沸水冲泡，加盖焖 5 分钟，即可饮用。或将太子参入锅，加水适量，煎煮 15 分钟，取汁也可。代茶，频频饮用，可连续冲泡 3~5 次。

畏寒怕冷者食疗方

苁蓉羊肾粥

材料 肉苁蓉 15 克，羊肾 1 具，薏苡仁 20 克，粳米 100 克，精盐、麻油各适量。

做法 将肉苁蓉洗净，水煎取汁。羊肾去筋膜，切碎，与洗净的薏苡仁一同放入锅中，加入药汁，先用武火煮沸，再用文火熬煮成粥，加精盐调味，淋上麻油，搅匀即成。

鹿角胶牛奶

材料 鹿角胶 10 克，牛奶 150 毫升，蜂蜜 30 毫升。

做法 将牛奶放入锅中加热，煮沸前兑入鹿角胶，用文火缓慢加热，并用筷子不停搅拌，促使烊化。煮沸并待鹿角胶完全烊化后停火，待温后兑入蜂蜜，搅拌均匀即可。

虫草桂枣鸡汤

材料 母鸡1只，冬虫夏草3克，桂圆肉6克，大枣8枚，精盐、味精各适量。

做法 将母鸡宰杀，去毛及内脏，洗净后剁去脚爪。冬虫夏草用温水洗净，大枣去核，将大枣、冬虫夏草和桂圆肉一起放入鸡腹内，然后将鸡放入锅内，加清水适量，用文火炖3小时，加精盐、味精调味即成。

刺五加醪

材料 刺五加60克，糯米500克，酒曲适量。

做法 先将刺五加拣杂，洗净，晾干后切成片，放入砂锅，加水浸泡30分钟。煎煮2次，每次40分钟，合并2次滤汁。再将滤汁与淘净的糯米同放入锅中，按常法煮成米饭。冷却后装入瓷罐中，加酒曲，拌和均匀，加盖，至发酵成酒醪。

菟丝子狗肉汤

材料 狗肉200克，菟丝子、附片各3克，葱、姜、食盐、味精各适量。

做法 将狗肉洗净，放入沸水锅中焯透，漂净后切成块。姜切片，葱切段。菟丝子、附片装入纱布袋中封口待用。在锅中加少量素油，加入狗肉、姜片翻炒，再加黄酒略炒，装入砂锅内。加适量清水，放入药袋、葱、姜等调味品，用武火烧沸后撇去浮沫，改用文火炖2小时即可。

食欲不振者食疗方

益智饮

材料 桂圆肉30克，远志10克，白糖20克。

做法 将远志洗净，同桂圆肉放入锅内，加水适量，煎25~30分钟，过滤，加入白糖，代茶饮。

山楂杨梅生姜饮

材料 山楂80克，鲜杨梅30克，生姜15克。

做法 将生姜洗净，切片，与山楂、杨梅同放入碗内，加盐、白糖适量，调拌均匀，浸渍1小时，再用沸水冲泡15分钟即可饮用。

淮山内金粥

材料 淮山药15～20克，鸡内金9克，小米（或大米）150克，白糖适量。

做法 将山药、鸡内金研成细末；小米（或大米）淘洗干净。锅置火上，放入适量清水、小米（或大米）、山药、鸡内金

共煮粥。至粥熟后，加适量白糖调味即成。为健胃消食之佳品。

砂仁焖牛肚

材料 牛肚250克，砂仁3克，红椒1只，姜、葱、盐各10克，酱油10毫升，湿淀粉20克，味精8克，白糖3克，花生油30毫升，清汤适量。

做法 将牛肚洗净，切片，砂仁洗净，姜、红椒切片，葱切段。锅内放入花生油烧热，投入姜片、牛肚、砂仁，炒香，加入清汤、盐、味精、白糖、酱油、红椒片、葱段，用文火焖至汁浓，用湿淀粉勾芡即可。每周食用2～3次。

排便困难食疗方

黑芝麻粥

材料 黑芝麻粉40克，粳米100克。

做法 将粳米淘净，入砂锅，加水适量，大火煮沸后，改

用小火煨煮成稠粥，粥将成时，缓缓调入黑芝麻粉，拌匀，小火煨煮至沸即成。早晚分食。

菠菜芝麻粥

材料 菠菜250克，芝麻50

克，粳米 100 克，盐、味精各适量。

做法 菠菜洗净，切碎备用；将芝麻炒熟，碾碎备用。将粳米洗净，与菠菜一同放入锅内，倒入适量清水，置大火上煮，水沸后，改小火继续煮至米开花时，放入芝麻、盐、味精，稍炖即成。空腹服食。

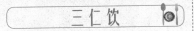

三仁饮

材料 杏仁、火麻仁、柏子仁各15克。

做法 将以上3味捣烂，放入杯中，用沸水冲泡，加盖闷10分钟即成。代茶，频频饮用，当日饮完。

松子仁粥

材料 松子仁 50 克，粳米

100 克，蜂蜜适量。

做法 将松子仁拣去杂质，洗净后晒干，微火炒香，与淘净的粳米同入砂锅，加水适量，煮沸后改用小火煨煮成稠粥，即成。早晚分食。服食时加适量蜂蜜。具有滋阴润肠通便的功效，适用于排便困难、粪质干硬等亚健康状态。

六仁润肠茶

材料 炒杏仁、松子仁、火麻仁、柏子仁、郁李仁、瓜蒌仁各10克。

做法 上六味药共捣碎，放入保温杯中，用沸水适量冲泡，加盖焖15分钟即可。代茶，频频饮用，当日饮完。可连服1～3天。

肥胖者食疗方

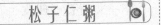

冬瓜粥

材料 新鲜连皮冬瓜100克，粳米100克。

做法 将冬瓜用刀刮后洗净，切成小块，再同粳米一起置于砂锅内，煮成粥即可（粥内不要放盐）。每天早晚食用，常食有效。

荷叶粥

材料 鲜荷叶1张（约200克），粳米100克，白糖适量。

做法 将米洗净，加水煮粥。临熟时将鲜荷叶洗净覆盖粥上，焖约15分钟。揭去荷叶，粥成淡绿色，再煮沸片刻即可。服时酌加白糖，随时可服。

木耳豆腐汤

材料 黑木耳25克，豆腐200克，盐少许，鸡汤1碗。

做法 先将黑木耳泡发后洗净，豆腐切成片。将豆腐与黑木耳加入鸡汤及盐，同炖10分钟，即可食用。

双菇苦瓜丝

材料 苦瓜150克，香菇100克，金针菇100克，姜、酱油、糖、香油适量。

做法 将苦瓜顺丝切成细丝，姜片切成细丝，香菇浸软切丝，金针菇切去尾端洗净。油爆姜丝后，加入苦瓜丝、冬菇丝及盐，同炒至苦瓜丝变软。将金针菇加入同炒，加入调味料炒匀即可食用。可佐餐食用。

红焖萝卜海带

材料 海带50克，萝卜50克，丁香、大茴香、桂皮、花椒、核桃仁、素油、酱油各适量。

做法 将海带用水浸泡1天1夜（中间换2次水），然后洗净切成丝。萝卜亦切成粗丝。将素油烧热，加海带丝炒几下，放入丁香、大茴香、桂皮、花椒、核桃仁、酱油及清水烧开，改中大火烧至海带将烂，再放入萝卜丝，焖熟即可食用。

第六章

休息不好，身体很容易就垮掉

什么是生物钟

在南美洲的危地马拉有一种第纳鸟，它每过30分钟就会"叽叽喳喳"地叫上一阵子，而且误差只有15秒，因此那里的居民就用它们的叫声来推算时间，称为"鸟钟"；在非洲的密林里有一种报时虫，它每过一小时就变换一种颜色，在那里生活的家家户户就把这种小虫捉回家，看它变色以推算时间，称为"虫钟"；在南美洲的阿根廷，有一种野花能报时，每到初夏晚上8点左右便纷纷开放，被称为"花钟"。

在自然界中，各种事物、景物均表现出奇妙的周期性节律变化。当然，人也有这种周期性的变化或"时间表"，这就被称为"生物钟"。

生物钟理论最初是由20世纪初德国医生威廉弗里斯和奥地利维也纳的心理学家赫乐曼斯沃博达所提出的，他们通过长期的观察和研究得出，在人们的日常生活中，体力和情绪在时间上有一定的规律性，即人的体力存在着一个从出生之日算起以23天为一周期的"体力盛衰周期"，人的感情和精神状况则存在着一个从出生之日算起以 28 天为一周期的"情绪波动周期",经过 20 年后,奥地利的阿尔弗雷德特尔切尔教授发现了人的智力也存在着这样一个周期,即从出生之日算起以 33 天为一个周期的"智力强弱周期"。

一般来说,生物钟分前后两个阶段,其形态为一正弦曲线,其中前半阶段为高潮期,后半阶段为低潮期,两个阶段的起始的分界线为临界期。人体处在不同的阶段就有不同的表现,即在高潮期处于较良好的状态,低潮期处于较差的状态,而临界期则是不稳定的,在这个时期应特别注意,一些错误和疾病常常发生。

在生物钟处于高潮期时,我们应当充分利用自己的良好状态努力的学习和工作,尽量在这个时间段内处理一些较难的问题。但是也不要盲目地过于自信,以至于出现种种负面效果。例如工作的时候,由于过于自信麻痹大意,导致出现一些不应该出现的低级错误。

同时,在低潮期和临界期体力、情绪和智力处于低潮时,也不要过于紧张。以为会影响身体和大脑的正常运作,使得我们的工作和学习进一步下降。在这个时间段内,我们应该重点注意锻炼和营养,还要多休息,以此来保证我们的身体机能处于好的状态。我们还可以轮流的学习不同的内容,这样来合理地运用大脑的各个区域,让各区域轮流休息和劳逸结合,让我们能够正常的工作和学习。

总之,有张有弛,有劳有逸,适度劳逸才是维持生物钟正常运转的根本,也是保证人体健康的前提。

生物钟和亚健康的关系

前苏联著名生理学家巴甫洛夫有句名言:"在人类机体活动中,没有任何东西比节奏更有力量。"这个"节奏"就是指生物钟的运行,生物钟"正点",则身体健康;生物钟"错点",则代表亚健康开始。

"拉了好几天肚子，肠胃不适，恶心眩晕，提不起精神工作啊。"刘小姐春节假期过后第一天上班就请了半天假去医院看病，从消化科转到心理科。

不少像刘小姐一样的患者在春节期间走亲探友、娱乐玩耍，或外出旅游，休息的时间反而比平时上班时还少，作息时间和规律被打乱，扰乱了生物钟，身体各器官超负荷运转，引起功能紊乱。长假结束，一旦回到紧张的工作环境中，就容易身心失衡，出现各种亚健康症状，甚至是引起抑郁症及焦虑症，诱发各种疾病。

这就是生物钟"错点"的结果，其实这样的事例还有很多：考期临近，学生开夜车复习功课，结果效率低下不说，还产生头晕、呕吐等亚健康症状；货物众多，驾驶员被迫在夜间加急送货，结果因疲劳而发生车祸的不在少数……

大量医学研究表明：造成亚健康的原因是多方面的，如过度疲劳造成精力、体力透支，使人体机能处于超负荷状态；人体的自然衰老；心脑血管疾病，肿瘤及其他慢性疾病的前期；恢复期和手术后康复期出现的种种不适；人体生物周期中的低潮时期等。其中疲劳是亚健康的一种较常见的表现，也是导致疾病的重要因素之一，是万病之源。

在快节奏的当今社会里，疾病已不再是老年人的专利，30~40岁的中青年由于身处社会和家庭双重压力之下，长期透支健康，也可能成为心脑血管疾病的受害者。有资料表明，在过劳的人群中约有1/6易发生心脑血管系统疾病。各大医院的住院部里，常常可以见到40岁以下的心肌梗死及脑梗塞患者。甚至社会栋梁英年猝死的事例屡见报端。这些老年性疾病的年轻化，正是"亚健康状态"对人类的惩罚。

总之，在了解了生物钟和亚健康之间的关系后，要避免亚健康，就要遵循生物钟运转规律，养成良好的生活习惯，把握好工作的度，身体力行，劳逸结合，全面均衡适量营养。这样，健康才能把握在我们自己手中。

睡眠不佳影响身体健康

睡眠不仅是人的体力食粮，更是精神食粮，睡眠是我们生活中的必修课程。我们只有得到充足的睡眠，才能让我们体内的五脏六腑得到更好的休息，才能拿出更好的状态投入到紧张的工作和学习中。

睡眠可以调整大脑皮质兴奋与抑制平衡，巩固记忆力，恢复注意力，缓解焦虑情绪，保持精力充沛，是机体复原、整合和巩固记忆的重要环节；睡眠可以减少机体对氧气和能量的消耗，延长组织器官寿命；睡眠还可以促使人体激素和某些必需物质的合成，如生长激素、性激素、褪黑素；睡眠可增加具有免疫保护功能的免疫球蛋白的合成；睡眠还可以升高糖耐量，维持人体正常血糖水平。

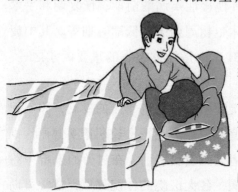

而人体如果长期睡眠不佳的话，那么就会影响机体的运转和调节能力，使人产生各种亚健康症状，影响人们的生活、工作和学习。长期睡眠不佳对人体健康的影响是多方面的，包括对躯体、精神的双重影响。据著名医学院统计，睡眠不佳的人得糖尿病的几率要比睡眠良好的人高达百分之二十左右。因为睡眠不好会影响胰岛素的调节功能，如果长期如此，最终会破坏胰岛素对血糖的调节作用。男性睡眠不佳更容易得心血管疾病，严重的还会引发心脏病。因为过度劳累会使心血管紧张收缩，心脏呈压迫状态。睡眠不佳的人会变笨，严重的还会成为老年痴呆。因为睡眠不好，大脑就会产生一种化合物，这种化合物能让大脑处于缺血状态，导致大脑变笨、早衰。另外，据某著名专家小组研究，睡眠不佳能够产生过多的脂肪酸，从而引发肥胖症。

由此可见睡眠的重要性，据研究表明，人的寿命的长短与睡眠的时间有关。平均每晚睡 7~8 小时的人，寿命最长；平均每晚睡 4 小时以下的人，80% 是短寿者。人如果不吃饭，可以活 20 天；不喝水，可以活 7 天；要是不睡觉，则只能活 5 天。由此可见，睡眠比吃饭、喝水更重要。但是这里所讲的睡眠时间的长短指的是在睡眠状态较好，也就是深睡眠情况下。每天深睡眠 4~5 小时，醒后疲劳消除、精力充沛者，睡眠效果并不比躺在床上辗转反侧浅睡眠 8 小时的人差。深睡眠消除疲劳快，即使时间短，醒来也会精神饱满、精力充沛，能保持正常工作、学习所必需的兴奋水平。而浅睡眠时间再长，也会使人易醒、多梦，醒来头脑昏沉，无法投入高效率的工作、学习之中。

总之，我们的生命中不能缺少睡眠，良好的睡眠不仅可以消除疲劳、恢复体力，还能保护大脑，恢复精力，最重要的就是增强免疫力，延年益寿。有了良好的睡眠，我们的皮肤会更加细嫩白皙，身体会更加强壮健康，我们才不会陷入亚健康的"泥潭"中。

手机和电脑会影响睡眠

睡前使用手机容易危害身体健康。因为手机产生的辐射会导致失眠和头痛，还会缩短睡眠的时间，如果睡眠不足，会导致情绪低落、注意力不集中等症状，尤其是对于青少年来说，睡眠不足还会导致注意力障碍和成绩下降，因此睡前最好不要用手机。同样，电脑也是如此。

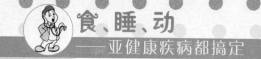

一些忙碌的上班族晚上经常在电脑前加班，还有的人喜欢临睡前在床上使用笔记本电脑工作。专家提醒，临睡前使用电脑会严重影响睡眠质量，并会给健康带来不利影响。在正常情况下，人们的体温白天高而夜晚低，两者温差大则容易获得深度睡眠。如果临睡前使用电脑，明亮的显示屏和开关程序的活动会对眼睛和神经系统产生强烈的刺激，破坏体温变化规律，使原本该降低的体温处于相对较高水平，进而影响睡眠质量，甚至出现失眠、多梦等睡眠障碍。

因此，最好在睡前 1 小时停止使用电脑，卧室中不要摆放电脑、电视机或手机等物品，营造一个纯粹的睡眠环境，有利于保证良好的睡眠质量。

什么样的睡姿更利于健康

人的一生大约有三分之一的时间是在睡眠中度过的，在这漫长的岁月里，睡眠姿势合适与否，将会对人体健康造成巨大影响。什么样的睡眠姿势合适呢？只要不影响或加重心脏负担，不引起形体特别是头颈部和脊柱变形，能使全身肌肉充分放松，有利于休息的睡眠姿势都是合理的。下面就来看看最常见的几种睡眠姿势。

❀ 右侧卧

中医学认为：最佳的睡觉姿势应该是向右侧卧，微曲双腿。这样，心脏处于高位，不受压迫；肝脏处于低位，供血较好，有利新陈代谢；胃内食物借重力作用，朝十二指肠推进，可促进消化吸收。同时，全身处于放松状态，呼吸匀和，心跳减慢，大脑、心、肺、胃肠、肌肉、骨骼得到充分的休息和氧气供给。当然，对于一个健康人来说，大可不必过分拘泥自己的睡眠姿势，因为一夜之间，人往往不能保持一个固定的姿势睡到天明，绝大多数的人是在不断变换着睡觉的姿势，这样更有利于解除疲劳。

✿ 仰卧

仰卧是最常见的睡卧姿势。采用这种睡姿，身体和下肢只能固定在伸直部位，不能达到全身休息的目的。在腹腔内压力增高时，仰卧又容易使人产生胸闷、憋得慌的感觉。这样仰卧着，还会自觉不自觉地把手放在胸前，使心肺受压，容易做噩梦。

✿ 俯卧

俯卧时，全身大部分重量压在肋骨和腹部，使胸部和横膈膜受压，影响呼吸，加重心脏负荷。俯卧还会增加腰椎弧度，导致脊椎后方的小关节受压。俯卧时，颈部向侧面扭转才能使头歪向一边，这样又很容易造成颈肌受损。

✿ 左侧卧

左侧卧时，双腿微曲，虽有利于身体放松，有助消除疲劳，但心脏位于胸腔内左右两肺之间而偏左，胃通向十二指肠、小肠通向大肠的出口都在左侧，所以左侧卧时不仅使心脏受到挤压，而且胃肠受到压迫，胃排空减慢。

营造良好的睡眠氛围

"健康源于睡眠"，这是医学研究人员根据近年来对睡眠研究的最新结果所提出的新观点。美国佛罗里达大学的一个研究小组，曾对睡眠、催眠与人体免疫力的关系作了一系列的研究。研究结果表明，对存在睡眠障碍施行催眠干预后，受试者血液中的 T 淋巴细胞和 B 淋巴细胞均有明显的升高。同时还发现，接受治疗后的受试人员，在以后面对生活压力时，会表现得非常自信、自尊和独立。试验得出的结论是：睡眠除了可以消除疲劳以外，还与提高机体免疫力、增强抵抗疾病能力密切相关。

睡眠对人们来说确实非常重要，尤其是对生活紧张的现代人来说，睡个好觉已经越来越成为一件奢侈的事了。但其实，只要懂得一些诀窍，学会营造一种最佳的睡眠氛围，那么同样可以安枕无忧到天亮！

1. 卧室宁静，空气流通。良好的睡眠要求卧室整洁宁静、空气清新流通，这是十分重要的。因为喧闹嘈杂的环境只能使人情绪烦躁，心神不安，根本无法睡眠。如果卧室空气流通差，二氧化碳含量高，空气混浊，在这样的环境里睡觉，醒来后往往有头昏、头痛、疲乏之感。因此，除特别寒冷的季节之外，一般应开窗睡觉。

2. 房间的主色调看似无关紧要，其实对睡眠影响不小。如果房内充斥红色、橘红或鲜黄色等令人振奋的颜色，会使人不易入睡；而紫色、黄褐色或海军蓝等深暗的色调，可能造成你心情沉重，最好选择淡蓝、淡绿或略带其他色彩的浅色调，作为卧房主色。使房内维持适度的光线与安静，将有助于睡眠。如果选用双层窗帘或隔音窗帘，不仅可使室内光线变暗，还有隔音效果。入睡前应先拉上窗帘，关掉灯，使卧室处于一种暗寂状态。

3. 选择轻薄柔软的棉绸睡衣。束缚了一天的身体，应当在睡眠时放松。无论在哪个季节，睡觉时都要尽量穿得少一些。棉绸睡衣不但没有任何束缚感，而且吸湿性和透气性都非常好，可以为睡眠营造温馨的氛围。

4. 慎选睡床及枕头。弹簧床不利于睡眠，还是木板床好。枕头的高度应在6~9厘米。

5. 不要用有异味的建材、家具，因为有害气体会影响睡眠质量。

6. 卧室里洒一点助眠安神的精油如熏衣草精油，可以使人更快入眠。

7. 选择合适的被褥。一套柔软、舒适、厚薄适中的被褥是良好睡眠的保障。

不可忽视的睡眠障碍

睡眠障碍指从睡眠到觉醒过程中表现出来的各种功能障碍。广义的睡眠障碍应该包括各种原因导致的失眠、过度嗜睡、睡眠呼吸障碍以及睡眠行为异常。而睡眠异常又包括睡眠行走、睡眠惊恐、不宁腿综合征等。

人们由于生活节奏加快，学习和工作压力加大，精神负荷增大，夜生活时间延长，生物钟打乱等常造成失眠，或突然受到重大事件的打击。一两个月较长时间的睡眠障碍，便属于亚健康状态，如不能及时调整至正常睡眠，可引起较为顽固的慢性的失眠症，便可由亚健康状态转变为较难治愈的病理性的心身疾病，影响工作和学习。最常见的睡眠障碍主要包括以下9种。

❀ 打鼾

当鼻腔阻塞时，鼻腔深处就会发出声音；当喉咙阻塞时，喉咙深处就会发出声音。

❀ 磨牙

许多人偶尔会出现磨牙，如果经常磨牙，或者磨牙时间超过30分钟，就必须看牙医了。因为磨牙不仅会引起牙齿磨损，而且会引起牙周病或下颌关节痛等。

❀ "鬼压床"

睡到一半突然醒来，身体变得僵硬，无法发出声音。像这样动弹不得、束手无策的状态，民间称为"鬼压床"。这种现象是由于身体还处于睡眠状态，而脑子却已经醒来，现代医学称为"睡眠麻痹"，并推测是在快动眼睡眠时突然醒来的状态。

❀ 睡时着凉

睡觉时突然觉得腹部寒冷疼痛；然后就感冒了，一般将这种情况称为"睡觉着凉"。睡觉着凉是由于人在睡觉与清醒时体温不同的

缘故，故睡眠时要注意保暖。

✿ 失眠

虽然我们用失眠症统称各种失眠症状，但是根据失眠的不同症状、原因，应对的方式也不同。

✿ 嗜睡

患者即使在白天也会无法克制地非常想睡。

✿ 睡眠呼吸暂停综合征

是指睡眠时因气管阻塞，导致呼吸暂停。主要症状是打鼾、起床时头痛、白天产生睡意或倦怠感，还会引发高血压或脑梗死等并发症。

✿ 猝睡

是由神经元基因异常引起的，主要症状为夜间睡眠障碍及伴随而来的过度睡眠（白天一直很想睡）；猝倒（身体一部分或全身肌肉突然瘫软，例如吃饭时碗筷突然掉落，开车时突然四肢无力而陷入睡眠状态）；入睡后产生幻觉等。

✿ 睡时脑梗死

脑梗死经常发生于睡眠中，治疗更是刻不容缓。如果反复发生暂时性脑缺血症状，则极有可能发生脑梗死。因此，必须事先了解睡眠时发生脑梗死的症状，以便积极应对。

不可小觑的午睡

随着现代都市生活节奏的加快，午睡已经逐渐被许多人淡忘了。不可否认，有一些人是没有午睡的习惯，即便有时间睡，也不会去休息一下。

然而专家提示：正常人的睡眠——觉醒节律是双相位，一个主要睡眠峰期是午夜2时左右，而另一个次要睡眠峰期是下午2时左右。这也是不少的心脑血管疾病意外、过度疲劳、运动创伤以及部分车祸的发生的两个时间段，因此从这个角度上讲，足以说明午睡的重要性。

午睡是正常睡眠——清醒生物节律的客观表现，是保持清醒必不可少的条件。不少人尤其是脑力劳动者都能体会到，午睡后工作效率大大提高。研究表明，在一些有午睡习惯的国家和地区，冠心病的发病率比不午睡的国家和地区低得多，这与午睡能使心血管系统舒缓、肌肉紧张度降低有关。所以，有人把午睡比喻为最佳的"健康充电"。特别是在炎热的夏季，午睡1小时左右，可以使大脑和全身各系统都得到放松和休息，可以增强机体免疫力和抗病力。

午睡虽然是一种促进健康的良好手段，但是也要讲究科学，否则将适得其反。因此，午睡需要注意以下4个方面：

1. 午睡时间最好控制在半小时内，否则醒来会很不舒服。如果真的不小心睡太长时，可用冷水洗脸，不适感会很快消失。

2. 午睡虽然就是打个盹儿，但是绝不能太随意，不要坐着或趴在桌上睡，这会减少头部供血，让人睡醒后出现头昏、眼花、乏力等大脑缺血缺氧的症状；若用手当枕头会使眼球受压，久而久之容易诱发眼病；趴在桌上会压迫胸部，影响血液循环和神经传导，使双臂、双手发麻、刺痛。

3. 倘若有条件的话，午睡时一定要在腹部盖上一点毛巾被或被子，以防凉气乘虚而入。

4. 不宜在饭后立即午睡。因为午饭后胃内充满尚未消化的食物，此时立即卧倒会使人产生饱胀感。正确的做法是吃过午饭后，先做些轻微的活动，如散步、揉腹等，然后再午睡，这样有利于食物的消化吸收。而且睡前不要吃太油腻的东西，也不要吃得过饱，因为油腻会增加血液的黏稠度，加重冠状动脉病变；过饱则会加重胃消化负担。

午睡常常是被人忽视的健康细节之一。每天只要您花上半个小时左右的时间进行午睡，不但会倍感精力充沛，令您的身体及工作、学习都不受影响，还能补充夜间睡眠不足的缺憾。

营造被窝"小气候"

睡眠是保持人体正常生理机能的基本条件之一，被窝中的"小气候"是否舒适，会直接影响到人的睡眠质量。比起被窝的柔软度和空间大小等因素，被窝的温度与温度对人的影响更为关键。

调节被窝温度的方法有很多，为了能达到适合的睡眠温度，下面介绍几种比较科学实用的方法。

1. 卧床前先用电热毯或热水袋暖一下被窝，使被窝的温度提高到32℃以上，但不能超过35℃。温度控制既可凭手感，也可用体温表测量（注意，体温表的感应部分不能触到手或肌肤）。

2. 选择薄厚适中的被子，一般以3千克为宜。被子过轻，起不到隔热、保暖效果；而被子过重又会压迫胸部，导致肺活量减少，易做恶梦，并且容易使被窝的温度超过35℃，使人体新陈代谢过旺，能量消耗增大，汗液增多，这样醒后反而会感到疲劳、困倦。

3. 降低室内的空气湿度。在阴雨或降雪天气里，卧室内湿度常会达70%以上，所以在天晴后应及时开窗通风、采光，使室内湿度迅速降低；若长时间阴雨或降雪，可通过室内增温达到降湿的目的。

4. 睡衣要选择薄厚适中、质料柔软的衣服。棉织品对皮肤无刺激、吸湿性强，为最佳选择。此外，睡眠时把两臂伸出被外，对降低被窝温度也是有利的。但要注意防止臂、肩部受凉，尤其是身体虚弱的老年人或肩、臂关节炎患者更要慎重。

打鼾降低睡眠质量

打鼾和失眠之间互相影响吗？调查发现，人群中偶尔出现失眠者 19.2%，经常失眠者 10.1%，总是失眠者 3.7%。失眠人群中有70% ~75.7% 从不打鼾或仅为轻度打鼾，而在中重度打鼾人群中表现有不同程度失眠的占 36.9%。可见二者之间还是存在一定的关系。

如果你经常打鼾，早晨起来是否感觉到头晕或是感觉"睡眠不充足"？你知道这是怎么造成的吗？这是因为肥大的咽部软组织将气流完全堵塞，而气流完全受阻时就会出现呼吸暂停。由于肺部不能得到新鲜空气，大脑会将身体短暂唤醒到刚刚能收缩咽部肌肉的程度，并伴随一个响亮的喘息声，解除气道阻塞，恢复呼吸。该过程循环往复，使本来应该完整的睡眠变得很浅并且支离破碎。

长期打鼾就会由于长期缺乏新鲜空气，导致血氧浓度降低，血液黏粘度增加，患者的肺部、心脏以及其他器官会受到损害，从而导致一些严重疾病的发生，例如高血压、冠心病、心率失常、肺心病、脑血管意外、内分泌紊乱和神经精神疾病等。

人们常把打鼾形容为"雷公"，因为打鼾者只顾自己"放声高歌"，而使其周围的人深受其害，无法进入梦乡。睡眠医学研究发现，凡体型肥胖、颈短而粗、软腭偏长、悬雍垂下垂、咽后柱宽阔、扁桃体肥大、舌肌肥厚等，致咽腔左右径和前后径变小，呼吸时空气吸入喉气管和支气管受阻，导致气流极度紊乱均可形成鼾声，严重者睡眠中发生呼吸暂停。

在睡眠中反复出现打鼾、憋气、停止呼吸的表现，也有的人在睡眠中多次憋醒。由于睡眠时缺氧，患者白天多嗜睡，往往在谈话、开会、看电视等场合下不自觉的入睡，我们也遇见驾车时打鼾甚至酿成惨剧的病人。有的患者记忆力减退，注意力不能集中，工作效率下降，甚至还可有多梦、躁动、阳痿、晨起头痛等表现。

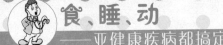
此外，白天如果过于疲累，到了晚上，紧绷的情绪不能完全地放松，身体无法真正的进入休息状态，这也容易会导致打鼾。这些人无法拥有好的睡眠品质，到了第二天，前一日的疲劳没有得到舒缓，容易出现头痛、精神不济等情形，恶性循环，到了晚上又睡不好，人就愈来愈疲累，愈来愈提不起劲。

面对面睡眠不利健康

在日常生活中，夫妻之间面对面睡觉是很常见的，因为这种睡姿可表达夫妻间的恩爱。但是，这种睡法是不卫生的，不利于双方的身体健康。

在西方国家，为提高睡眠质量许多夫妇是分室而居的，这并不代表他们夫妻关系的冷淡，相反被认为是一种健康的生活方式。

很多夫妇认为，在睡眠中因为配偶的睡眠习惯造成自己睡眠的损失，如对方经常翻身，常起夜，说梦话等。还有一些夫妇则喜欢睡觉时面对着面，导致感冒等疾病在睡眠中的传播。以上种种因不良行为引起的睡眠损失，在医学上统称为睡眠卫生不良。

即使我们从不熬夜，每天按时就寝，一些不良的"卫生"习惯同样会造成我们的睡眠损失，导致睡眠质量下降。人体的睡眠过程是由深睡眠和浅睡眠不断交替的过程。在深睡眠期人体脑波活动频率将降到最低，使大脑得到充分恢复。所以只有保证足够的深睡眠，才能彻底消除疲劳。深睡眠时间决定着一次睡眠的好坏。这也是为什么一些人晚上睡得很多，白天却还总犯困。而一些人每天只需睡上5个小时，就可以获得充沛的精力。睡眠中经常受到各种干扰，始终无法进入深睡眠，便会引起睡后疲劳。夫妻间过度"亲密"的睡眠习惯以及一些睡前习惯都会干扰深睡眠。

在睡眠中，人体需要不断完成气体交换，吸入氧气排出二氧化碳，以维持身体内环境的稳定。经过一天紧张工作，大脑此时也需要充足的氧气补充能量与恢复能力。夫妻总是近距离地面对面入睡，长时间吸入对方呼出的废气，会导致氧吸入不足，使身体不能获得充分休息。低氧血症引起肺循环高压导致深睡眠不足、多梦，一觉醒来后觉得全身疲倦，精神委靡。在睡眠中人体缺乏自我保护，长时间近距离呼吸也易发生呼吸道疾病传染。

睡眠恶习易形成亚健康状态

我们每天都要睡觉，人的一生中有三分之一的时间是在睡眠中度过的，科学的睡眠对身体的健康有很大的益处，当然不当的睡眠也会危害身体健康，下面就为大家介绍一些睡眠恶习，避免因为这些行为而致身体受损，长此以往造成亚健康状态。

❀ 睡觉开灯

经常开灯睡觉或挑灯夜战，会使体内褪黑激素的分泌受到抑制，因此，其降低血压、减缓心跳速度、缓解大脑疲劳的作用就会被削弱，这时人体患病的概率就会有所提高，健康就会受到威胁。国外曾有研究显示，经常开灯睡觉的人，他们的癌症发生率比正常人要高2倍。可见，熄灯睡觉是多么有必要啊！

❀ 睡前吸烟

科学研究表明：抽烟不仅危害健康，而且增加兴奋性，抑制睡眠。而且睡前抽烟还会直接导致失眠，影响睡眠质量。

睡觉前抽烟的人得肺癌的概率是正常人的 14～20 倍。假如一天抽两包烟的吸烟者能戒烟，则其深夜辗转难眠的时间就会减少一半。由此可见，睡前抽烟确实是健康杀手。

❀ 伏案午睡

伏案午睡似乎对人的健康造成的危害更大一些，会使眼睛充血，造成眼部血压升高，甚至还会引起角膜变形，眼睛弧度改变等结果；伏案午睡后血液流动速度减慢，会使脑部缺血更严重，出现"脑贫血"，产生头晕、耳鸣、腿软、乏力等症状；伏案睡觉还会压迫胸部，影响呼吸，经常如此会导致心脏负担加重诱发心脏病。

❀ 抬高手臂

睡觉时头枕着手，或扬起手臂放在头的两侧，对健康是有害的，时间长了，会引发返流性食管炎、胸闷难受等。

临床研究表明，睡觉时高抬双臂，由于肌肉的牵拉，横膈膜产生移位，使腹压增高。特别是睡前进食过饱者、老年人，以及妊娠后期的妇女，这种现象更为明显。长时间双手高举过头睡眠，会造成对"返流防止机构"的刺激，一旦这种机构的功能被削弱或破坏，就会引起食物连同消化液返流入食管，使管道黏膜充血、水肿、糜烂、溃疡，造成返流性食管炎。

❀ 蒙头睡觉

蒙头睡觉也是损害健康的一种恶习，因为蒙头睡觉时，被窝中的空气不能与外界空气充分交换，必然污浊不堪。蒙头睡觉时，外面的新鲜空气不容易进到被窝里，再加上体内又不断放出二氧化碳废气，并且越积越多，如果蒙起头来睡觉，就会将二氧化碳重新吸入体内，致使血液中的二氧化碳浓度大大增加，从而造成脑细胞缺氧。这不仅使人睡不安稳，而且还爱说梦话、做恶梦，第二天无精打采，全身酸软，影响工作和健康。为此要彻底改掉蒙头睡觉的习惯。

❀ 穿衣睡觉

有些人喜欢睡觉时穿着睡衣，特别是在寒冷的冬天，睡觉时更爱穿厚一些的睡衣。其实这个习惯并不健康。

研究发现，睡觉时不穿衣服，可使睡眠质量更好，而且睡醒后能消除疲劳，使身体的各个器官都得到很好的休息。这是因为，人体的皮肤具有分泌和排泄作用，如果穿着衣服睡觉，无疑会妨碍皮肤的正常"呼吸"和汗液的蒸发；而且衣服对肌肉的压迫和摩擦还会影响血液循环，造成体表热量减少，即使盖上较厚的被子，也会感到冷。因此，睡觉时最好不要穿睡衣。

睡眠时间过长不利健康

人们都知道睡眠时间太少就会生病，却未必知道睡得太多同样也会生病。

睡眠时间过长会使人变得懒惰、软弱无力，智力也会随之下降。这是因为一夜休息之后，肌肉和关节会变得松弛，醒后活动可使肌肉张力增加，也可使肌肉的血液供应增加，同时将夜间堆积在肌肉中的代谢产物清除，有利于肌肉组织恢复运动状态。而经常睡懒觉的人，由于肌肉组织缺乏活动，起床后会感到腿软、腰骶部不适，全身无力。睡懒觉的人睡眠中枢长期处于亢奋状态，而其他神经中枢由于抑制时间太长，恢复活动的功能就会变得缓慢，因此会感到终日昏昏沉沉、无精打采，甚至智力下降。一般而言，每天睡眠时间少于6小时会损害人体健康，但是每天睡眠时间超过9小时，同样也会危害健康。长期睡眠时间过长的贪睡者由于运动过少，再加上卧室内空气污浊，容易发生感冒、咳嗽。

另外，睡眠也需要用脑，睡眠时间过长会消耗大量的氧，以致脑组织出现了暂时性的"营养不良"。一般来说，经过一个晚上，到清晨7时左右腹中基本消化完头天的晚餐。此刻，大脑会发出"饥饿信息"，这时如赖床不起，势必打乱胃肠功能的规律，久之，胃肠

黏膜遭损，很容易诱发胃炎、溃疡病及消化不良等病症。

此外，从睡着到醒来，人体内部生物钟在急剧地发生变化，例如血压、体温、心跳、脉搏、肾上腺皮质激素的分泌等等，都在此时加快和增强，只有这些都处于正常状态，人才会出现定时觉醒。有的人"头部时钟"相当准，每天自动醒来的时间差不多，这是一个好习惯，应该坚持下去。但是，如果醒来后仍然赖在床上不起，也会扰乱生物钟。如果本来已经睡够了，但还赖在床上再睡，此时的睡眠便处于似睡非睡、似醒非醒的状态，睡眠质量也不高。因为睡够了以后，使大脑活跃所需的深层睡眠时间已经足够，如果继续睡，睡眠水平也只不过停留在大脑不活动状态。从睡眠的深浅程度讲，即属浅睡阶段。

因此，睡眠时间过长会引起生物钟的紊乱。生物钟提示你醒来，你就应该不要再睡了，如果不听它的"指示"，依旧继续睡，那么生物钟的起点就要往后推。如果不作调整，你的睡觉时间也会相应地往后移，晚上该睡的时候没睡意，形成恶性循环。觉醒之后，不要马上坐起，在床上躺半分钟；坐起之后，坐半分钟；然后，双腿垂下床沿，再半分钟，最后再站起来行走，这就是国际上流行的"三个半分钟养生法"。

睡觉"四不带"

❀ 胸罩

很多女性朋友有戴胸罩睡觉的习惯，但如果每天戴胸罩超过12个小时，患乳腺癌的机率就比短时间戴胸罩或不戴胸罩的人高出20倍以上。这足以让您触目惊心了吧，那还犹豫什么？从现在开始，睡觉时一定要坚决摘掉胸罩！

❀ 手表

有人觉得每天睡觉摘掉手表很麻烦，于是干脆就养成了戴着睡觉的习惯，看时间也方便。实际上戴手表睡觉是一个很不好的习惯。

首先，这不利于手表的保养。晚上睡觉时，人身上的皮屑、被子上的纤维等，都会沾在表壳上，影响手表的机件。

不过，这还只是次要的一方面，最主要的是戴表睡觉会危害到自身的健康。

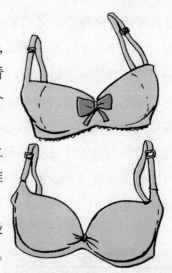

手表，尤其是夜光手表，它的表针和刻度盘上的发光材料是由镭和硫化锌混合制成的，而这是两种对我们人体相当有害的物质，镭会放出射线，这种射线可以激发硫化锌晶体发光。如果我们戴着手表睡觉，身体就会在睡觉中连续受到 8～9 个小时的镭辐射，对健康造成危害。

❀ 假牙

戴假牙的朋友与戴表的朋友往往容易犯同一个毛病，那就是觉得天天晚上摘掉很麻烦，于是就干脆走点捷径，戴着睡觉。

可您知道吗，这样是不利于口腔健康的。经过一天的使用，假牙上会沾有很多细菌，最好的处理方法就是摘下来清洗干净，第二天再戴好。同时，有些人戴假牙会在睡觉时不慎将假牙吞入食道，造成危险。

❀ 卸妆

现在几乎所有的化妆品都有减退皮肤新陈代谢功能的缺点，所以化妆品不宜过久地留在脸上，尤其是在夜间的睡眠时间。睡觉前不卸掉脸上的那层妆，不仅不卫生，而且脸上的残妆还会堵塞毛孔，造成汗液分泌障碍，妨碍脸部细胞的正常呼吸。经常如此就会形成粉刺，甚至患上皮炎或毛囊炎，损伤我们美丽的容颜。所以，勤快一点吧，睡觉时让肌肤做一个畅快的呼吸。

充足而高质量的睡眠是保持我们正常工作和生活的重要一环，现在人们都提倡一级睡眠，即"裸睡"，这是一种很健康的睡眠习惯。裸睡不仅能让身心得到彻底的放松，获得良好的睡眠质量，还可以促进血液循环，提高身体的免疫功能，是值得我们大家提倡的睡眠方法。

"高枕"未必"无忧"

我们常常说"高枕无忧"，但是，从生理角度看，高枕却未必能无忧。原因何在呢？

人的一生当中大约有 $1/4 \sim 1/3$ 的时间是在睡眠中度过的。所以枕头的高度是否合适，对人体的健康具有很大的影响。正常人的颈椎，从侧面看，其外形有一个向前凸出的生理曲线，它不仅能保证颈椎外在肌群的平衡，也能缓冲人体运动时从下肢传导向上的震荡，对颅脑能起到很好的保护作用。

睡眠的最佳体位是平卧，因为这样有利于身体各部位骨骼、关节、肌肉、组织、脏器等最大限度地得到舒展，血液、氧气得到最充分的供应，以及进行最理想的代谢。

如果睡眠时采取头低脚高的体位，就可能出现腹腔脏器压迫纵膈、心肺组织的状态，使回心的血量增多，肺血管瘀血、脑部瘀血的情况必然发生。机体不但得不到休息，反而还加重了心、肺、脑等重要器官的负担，久而久之难免会出现严重的脏器功能障碍。

同样，如果睡眠呈过度的头高脚低状态，或头高于平体位，则可出现脑部血液供应减少，血氧供应不良，大脑无法得到充分休息的状态。时间久了也会出现精神疲乏、精力下降、工作效率低等不良后果。

此外，长期使用高枕，头部前倾，颈曲就会减小，甚至变直，即可导致颈部软组织劳损，易形成慢性颈肩痛或习惯性落枕。久而久之，颈椎骨关节失稳，就可能发生退行性改变，其相应部位即会形成骨刺，可对脊髓、血管和神经产生刺激或压迫，出现颈肩痛、上肢麻木、头晕或走路不稳等颈椎病症状。

枕头作为一项自我保健的重要内容，其高度应因人而异。青少年正处于生长发育旺盛的时期，枕的质地必须柔软，枕的高度以适合颅骨枕部与后肩部之间的弧度为标准。成人则应按体型胖瘦来确定枕的高度。侧卧时肩部与头颅的平行高度为枕的厚度为好。

老年人颈椎椎间盘弹性减退，又往往患有颈椎退行性骨质增生，枕头的质地更应柔软。枕头太高或太低均有碍于血液循环，质地太硬不利于颈部保暖，颈部受寒常会加重颈椎骨质增生的进程和症状。

药枕可间接改善亚健康

药枕是将具有芳香开窍、镇静安神、调和阴阳、活血通脉等作用的药物经过加工后，置于枕芯之内，或直接做成枕头，或将枕套浸在药液中再做成枕头，是一种防治疾病、延年益寿的独特治疗器具。

药枕可激发颈项部位经络之气，使经络通畅、气血调顺，调节人体神经系统，促进血液循环，提高机体免疫功能，纠正内分泌紊乱，维护机体内环境的稳定，增强机体的抗病能力，达到防治疾病、抗老防衰、延年益寿的保健目的。

❀ 菊花枕

将干菊花装入布袋中做成枕头，具有防治头痛、头晕、疮疖、肿毒、风火眼赤、头昏眼花、血压偏高等功效。

❀ 银杏叶枕

银杏叶含有 160 多种药用成分。银杏叶晒干装入袋中做枕，能改善人体呼吸，提高睡眠质量，长期使用可以防治高血压、脑卒中、糖尿病等。

❀ 明目枕

将白菊花、绿豆皮、荞麦皮、桑叶、决明子等各适量，装入袋中制成，可治视物模糊、眼赤流泪等。

❀ 茶叶枕

将泡饮过的茶叶晒干，再掺以少量茉莉花，拌匀装入袋中即成。具有清热、解毒、明目、利尿、消暑等功效。

❀ 五叶枕

将桑叶、竹叶、柳叶、荷叶、柿叶掺匀，装入袋中制成。其性味苦寒，故能防治发热头痛、暑热头昏、眼赤模糊、咽喉肿痛、高血压等。

❀ 绿豆枕

将绿豆熬汤后的绿豆皮晒干，掺以完整或研碎的绿豆装入袋中即成。绿豆性寒，故有清热解毒、止渴防暑、利尿消肿等功效，常用来防治头痛脑热、眼赤肿痛、疮疖肿毒、心烦口渴等。

注意：在使用药枕之前，最好饮上一小杯温开水，以防止芳香类药物耗伤阴津，之后应全身放松、安心宁神。药枕一般使用 2~9 周后应在太阳下晾晒 1 小时，以保持枕形及药物的干燥度，以免霉变。

第七章

酵素调理亚健康

酵素，身体健康的催化剂

对于"酵素"这个词，可能很多人都感到陌生，但是对于"酶"这个词，基本上没有不知道的。我们有病看医生，一般都要血检，其中两个重要的指标，想必大家很熟悉，谷丙转氨酶（ALT）和谷草转氨酶（AST）。酵素就是"酶"（英文 ENZYME）的俗称，它是身体健康的催化剂。

我们在吃馒头时候，会有这样的经验，在嘴里咀嚼一会儿，会有甜味。这是因为嘴里分泌的唾液里的淀粉酶将淀粉分解成葡萄糖的结果。酶是生物体本身所产生具有催化能力的蛋白质。将淀粉分解成葡萄糖、蛋白质分解成氨基酸、脂肪分解成脂肪酸，这些养分才能使细胞吸收利用。由于酵素具有单一性，所以一种酵素只有一种功能，每种酵素各司其职，共同维护人体各种机能的正常运作，凡肌肉的运动、神经传导、心跳、呼吸、思考、消化食物、建构组织及加强解毒功能等等生物体的所有变化及活动，都在酵素的催化作用下进行。

对于酵素的催化作用，我们还可以举一个简单形象的例子来进行描述。在实验室消化一块肉，使它分解为氨基酸，需要把肉放在浓厚的酸内熬煮一天方可完成。但在人体内酵素只需两三个小时，而且在不超过 40 摄氏度的情况下，就可以完成相同的工作。总的来说，酵素与人体关系是很密切的，它为人体贡献非常大的价值。它可以清除人类体内的自由基，有助于新陈代谢等，它是人体内担任新陈代谢的各种化学变化中最重要的酶介质，也就是说体内没有酵素，就不会有化学变化，也无法进行新陈代谢作用，当然就没有生命。

酵素不仅有催化作用，它也是生命的构成体，不单是人类，所有生物如果没有酵素的作用，一瞬间都不能生存。所以说，酵素是生命之光。

随着社会经济的发展，人们的身心健康也不断受到冲击，各种疾病随之而来。于是，人们都想拥有一个健康的身体。可是，想要健康并不是那么容易，尤其是在如今巨大的生存压力和环境污染的多重夹击之下，想要健康，就必须要掌握生命之源。而一切生命的运作，都在于酵素。

酵素与人的生老病死有关，酵素决定着我们的健康和寿命。国外最新研究表明，"酵素不足"是亚健康和健康的第一大杀手。所有的亚健康症状和各种疾病，从癌症到轻微感冒，都有一个总的根源——"酵素不足"。人体内酵素水平升高了，疾病就消失了。反之，酵素水平降低，亚健康症状又会出现，甚至引发疾病，导致丧失生命。

总之，在人体内，有无数的酵素负责各种化学变化，如食物的消化、手脚的动作、做运动、头脑思考，在一天 24 小时各种变化不停地运转。人们每天所摄取的营养素，是我们生命活力的来源，而如果没有酵素，这些营养素就无法被消化吸收，所以身体如果缺少了酵素，即便我们吃再多的食物也无法取得营养。酵素是健康的源泉，也是生命的源泉。

酵素养生新观念

20世纪初人类发现了维生素，之后又发现了微量元素和矿物质；到了80年代中期，人类才意识到酵素的重要！目前，国内对酵素的介绍和认知还几乎是空白。

诺贝尔生理和医学奖获得者阿瑟·科恩伯格说："对我们的生命而言，自然界中再也找不到像酵素那样重要的其它物质。""真正赋予细胞生命和个性的是酵素。它们控制着整个机体，哪怕仅仅一个酵素的功能异常都可能致命。"

人们有这样的经验，为什么很多老人吃钙不补钙，关键的问题是不吸收，是体内酵素不足所引起的。随着人体的老化与失调，有些酵素不见了，有些怠工了，结果造成各种慢性疾病及癌症的产生。总之，人体内酵素存量越多则免疫力越强，身体自然就越健康。

近些年来，酵素作为一款养生产品在国外非常火爆。那么酵素为什么如此受大众欢迎呢？人又为什么要补充酵素呢？

酵素之所以受到人们的广泛欢迎，主要是因为它的一些作用，如提高免疫力、促进营养吸收、美容养颜、促进新陈代谢、净化血液、解酒、抗菌防御等。但是因为人体内自身合成的酵素数量有限，所以，人们要从各种途径进行补充，如食物、营养品等。

人们实践中发现，往往人年轻时过度劳累，人会老得很快，老了易得病。有句古话：有钱难买老来瘦，很胖的人寿命相对短。以上这些原因都是人过度消耗自身潜在酵素的结果。随着人体的老化与失调，有些酵素不见了，有些怠工了，结果造成各种慢性疾病及癌症的产生。

科学已经证明每个人一生中可以自行生产的酵素总量是一定的，这个总量就叫潜在酵素。此种潜在酵素，就如同银行存款，不论是用在饮食、娱乐，余额都会减少。同样的潜在酵素会因为消化吸收、代谢解毒的需要，而逐渐减少。因此除了要珍惜外，补充酵素，减少体内潜在酵素的消耗和浪费，延长潜在酵素的使用时间，等于延缓了衰老，延长了寿命，提高了自身免疫力，道理不言而喻。

缺乏酵素，疾病容易找上门

在前面我们已经提到过，很多疾病的发生都和身体酵素的缺乏有关，可以根据疾病种类的不同来判断身体中缺乏的是哪种酵素，如果疾病呈恶化的趋势，说明相对应的某种酵素的量越来越少，因为酵素有专一性，因此通过酵素预警、透视疾病的准确性要更高。

在我们的脏器之中存在着多种代谢酵素，当这些脏器出现炎症或其他病变的时候，细胞就会肿胀破裂，酵素就会从细胞里面流到细胞液之中，这时人就会表现出一系列的症状。比如，患上肝炎的，肝脏中的谷丙转氨酶、谷草转氨酶等就会流入血液，人就会表现出恶心的症状，开始厌油食，肝区不适，去医院检查就会发现，体内的这些酵素的含量上升，如此即可判断出自己患上了肝炎。

进行血常规检查的时候，一旦发现血清里面的某种酵素的含量太多，就说明对应的那个组织器官发生了损伤，细胞内酵素释放流到血液系统，血液酵素的活性就会上升，它上升的程度和器官细胞损伤程度有关，由此我们可以判断出患上了某种疾病。胰脏是分泌消化酵素的重要器官，一旦缺乏胰蛋白酵素，就会罹患胰脏病，引起胰腺分泌胰岛素不足，导致糖代谢紊乱，诱发糖尿病。

胰腺中的脂肪酵素可以将甘油三酯分解为脂肪酸和甘油，被小肠吸收进入血液。因此，当血液中的脂肪酵素值太高的时候，说明胰脏可能发生病变。当胰脏患者胡吃海喝之后，血清里面的脂肪酵素就会急剧上升。人在患上急性胰腺炎的时候，血清淀粉酵素增加的时间比较短，血清脂肪酵素活性上升会持续 10～15 天。并且，人患胆总管结石、肠梗阻、十二指肠穿孔等疾病的时候，脂肪酵素也会上升。

磷酸酵素能在血液里面分解磷酸，人体中的前列腺、红细胞或血小板中都有磷酸，可以通过检测血清里面的磷酸酵素值诊断是否患上了前列腺癌。

缺乏脂肪酵素，会导致肝病、糖尿病、肥胖症、维生素 A 缺乏症；缺乏胆碱酯化酵素，会导致贫血、急性感染肝病、神经中枢迟钝；缺乏免疫监视酵素，会诱发人体流行病感染和癌症幼芽细胞过度生长、脑瘤等；缺乏乳酸脱氢酵素，可能会导致心肌梗死、急性白血病复发、癌症、急性肝炎等；缺乏脂溶性酵素，会导致动脉硬化和血栓，易诱发心梗和脑梗；缺乏转氨酵素，可能会诱发心肌梗死、肝炎、骨骼肌损伤等；磷酸肌酸激化酵素和充血性心力衰竭有直接关系；缺乏酪氨酸酵素，会导致白化病。

其实除了上述介绍的酵素缺乏可能导致的疾病之外，酵素缺乏还和很多疾病有关。通过检测某种酵素的状况，即可大致判断自己患的是哪种疾病，及时做相关疾病的确诊。

人体需要多少酵素量

美国有一个叫爱德华的博士提出"酶决定寿命论"，引起了医学界的广泛反应。他的主要观点是"上天赋予每个人不同制造酶额度的能量，当我们身上的有效酶能量经消化而越来越少时，我们就变得体弱多病，所以，当我们体内的酶用尽时，也就是生命终结的时候"。因此，如何开源节流珍惜体内的酶，成了现代人的严肃课题。

人体酸碱的平衡与身体的健康情况直接相关。据科学报告显示，酸性体质是百病之源，体液偏酸会导致人的免疫力降低，很容易患感冒及其他感染性疾病。

酵素广泛存在于人体中。科学研究证实，酵素与人的新陈代谢有着密切的关系，甚至可以说，人体里的酵素含量决定人的健康和寿命。比如：因新陈代谢迟缓而导致的肥胖病，可借助酵素活化细胞、促进新陈代谢而起到减肥作用；酵素能净化血液，使血液成为弱碱性。酵素量和健康呈正相关。酵素贮存的越多，人就越健康；反之，酵素越缺乏，人就越易老化。因此，让身体摄取足量的酵素，可以有效地改善身体健康情况。

如今人们虽然摄入足量的蛋白质、矿物质、维生素和微量元素，但如果没有酵素的催化作用，人体是无法直接接受的。就像美国自然疗法博士亨伯特·圣提诺所说的那样，"人体像灯泡，酵素像电流。"只有通电后的灯泡才会亮，没有电，人体就是一个"不亮的灯泡。"

在世界保健食品的研究领域中，随着酵素是健康、养颜和长寿之源被逐步揭秘以后，酵素已经开始被越来越多的营养食品专家和世界名医所重视。比如，新谷弘实（全美首席胃肠科专家）认为，体内酵素的量在某种程度上决定了人体的健康与长寿；亨伯特·圣提诺（美国自然医学博士）认为，酵素参与了人体的一切新陈代谢过程，任何酵素不足，都有害健康；久司道夫（世界著名营养学家）认为，失去酵素，人体的一切生命活动也就无法维持。

因此，营养专家建议，人们在补充钙和维生素的同时，还应该补充一些酵素。尽管它不是营养素，但是几乎比营养素还重要。因为只有它的存在，营养素才能被身体分解、吸收和利用。所以，补充酵素是人类营养的新理念，是辅助治疗疾病的新方法，可以增强抵抗力，起到养生保健的作用。

人体内的酵素种类虽然众多，但是量比较小，而且很多时候都会随着身体的劳累等状况而消耗减少，因此就需要从外界进行补充。而酵素广泛存在于各种事物中，如果蔬酵素、细菌酵素、海洋酵素等，人们在日常饮食中应该多食用一些。另外，还可购买一些酵素制剂进行服用，效果也是不错的。

怎样合理补充酵素

浪费酵素相当于透支生命。酵素多少决定寿命的长短，所以存在体内的酵素可以说越多越好。虽然酵素存在体内，但它的制造毕竟有限，会随着年龄的增加、环境的污染、感冒发烧、不良的饮食习惯等加速消耗。因此，健康长寿的秘诀是不要浪费酵素，减少酵素的消耗！酵素营养的定律是：生命的长度与有机体消耗酵素潜能的速率成反相关的关系。增加食物酵素的使用量，即可减少酵素潜能的消耗速率。

除了有针对性的补充酵素外，多吃新鲜的水果蔬菜也有益于人体补充酶量。酶分为在体内合成的酶和从外界食物当中摄取的酶两种。酪梨、香蕉、凤梨、芒果及木瓜、红萝卜、菠菜等富含酶的食物可以减轻体内合成酶的负担。而选择水果蔬菜补充酶时，一定要注意"当季、当地和盛产"三大原则。

其次，养成健康的饮食、生活习惯对改善人体缺酶也有很大帮助。所有有生命的动植物都含有酵素，每种动植物所含的酵素种类有限。因此大量多品种生食可以补充酵素。但是现实生活中偏食和熟食的习惯，（酵素最怕高温，如果温度超过摄氏40℃酵素大部分将被破坏）。所以，在以食品作为补充酵素的方法时，要注意能不加热的就不加热，能不烧烤的就不烧烤，能生吃的则尽量要生吃。另外，吸烟、酗酒、食品添加剂、大鱼大肉、滥用医药用品等不良习

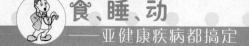

惯，也都会无谓地消耗人体大量的储备酶，而且由此引起的分解体内毒素的活动也会浪费酶。因此，我们要认清这些"元凶"，尽最大可能地避免由不良的饮食生活习惯造成的酶的过量消耗，以维持身体的健康。

另外，适当服用酶的补充品也是解决人体缺酶的重要法则。酶补充品可以促进免疫系统和消化器官的运作，减少身体内有限的酶消耗，让体内的天然酶保存更久。优质的酶补充品一般由多种酶组成，从天然的动植物中经高新技术提炼而成，适用于缺酶或需要补酶的人群。

目前，市场上的酵素分三大类：第一类——菌酵，特点是：便宜、活性低。主要存在于啤酒、发面、酸奶中。从经济实惠角度考虑，建议大家多吃酸奶。第二类——果酵，特点是：活性比前者高，成本也比较高。然而由于污染因素，只有绿色蔬菜水果才有酵素。不同种类的蔬菜水果内酵素的含量和活性都不一样，其中菠萝和木瓜酵素含量最高。现在各大保健品、化妆品和日化产品中添加的都是菠萝或木瓜酵素，建议时令季节大家多吃菠萝和木瓜。第三类——海洋酵素，特点：活性最高、成本也最高。但它是最理想、最好的食品酵素。有消费能力的人尽量直接补充海洋酵素。

酵素一般是存活在生鲜蔬菜、水果、肉类中，所以每天多吃生鲜蔬果及生肉能补充一定量的酵素，但大部分食物一经高温烹调加热则会降低酵素的活性并失去其作用，因此需要藉由外界补充富含酵素的产品来补充酵素，保持体内足够的酵素量，确保健康远离疾病。

规避酵素误区，更好地保持健康

在国外酵素的研究已经相对的比较成熟，在养生、医疗、环保等等方面都得到了很广泛的使用。但在国内，对于酵素的认知还属于初期阶段，许多人对于酵素都还存在很多的误区。下面就来讲讲酵素的误区吧，只有了解这些误区，才能正确进行规避，才能让身体保持一个更好的状态。

✿ 酵素不需要补充

1890 年奥沙利文和汤普森发布的划时代巨著说："酵素光凭其存在即能发挥作用而且在作用过程中不会被消耗"这一化学观点，至今使许多人认为，酵素不需要补充。

世界酵素权威艾德华·豪尔医学博士从生物学、营养学的角度否定他们的观点。他在《酵素营养学》说："这种观点实在不负责任，也会导致危险的期待，人们会误以为由于某种特殊的魔法，人体内的酵素账户不可能被提领一空，而永远都会有剩余额，甚至连最用心的医生及技术人员也被这种错误的官方观念所蒙蔽。"

酵素不是不需要补充，而是需要大量补充。因为人体内补充的酵素越多，人就越健康，反之越缺乏酵素，人就越容易老化。

✿ 补充越多越好

补充酵素，是一日三餐必须的且持久性的事情，原则上酵素的量越多，效果越快和明显；如果有人吃了酵素而没有反应，可能是使用量不足。

在酵素疗法中，开始服用时，酵素的用量一定要加大（心血管疾病相反），当补充到身体所需要的一定量时，再逐渐减少用量。大量不同种类的酵素，协同作战战胜疾病效果最好，仅仅靠一种酶的作用很难圆满地修复身体，当你服用这些看起来好像过量的酵素时，不要有任何担心，酵素绝对不会像维生素那样过量服用会有各种中毒的危害。只不过食用过多会造成浪费而已。

❀ 酵素能治病

很多人对酵素之类的产品在认识上有很大的误区，认为酵素就是药，或是专门用来减肥的。其实这是错误的，酵素并不是药，也不是专门只针对减肥的，也不能直接用于疾病的治疗，它应该算是人体营养的补充剂，可以给我们带来更强健的体魄，可以间接地改善我们的健康。它是用于维持辅助治疗身体平时的健康，所以服用酵素就像其他保健品一样，是不能吃了几天就不吃了，三天打鱼两天晒网，是需要长期坚持才能看到效果的，通常以两三个月为一个周期。

总之一句话，酵素不能治病，但是缺乏酵素就很容易生病。

❀ 补充酵素后就不用饮食多样化了

很多人都有这样的误区：他们认为服用酵素之后就不用注意饮食的多样化，吃了酵素就相当于吃了制成它的原材料。

这种观点当然是不科学的，大部分的酵素还需要通过日常膳食来补充，也就是体外酵素。我们平时所吃的生鲜果蔬也好，鱼肉蛋奶也好，都含有丰富的酵素，只不过在加热的过程中会流失掉大部分，但是生活中很多食物中还是含有酵素的，比如酸奶、豆腐乳、酵母、醪糟、酸菜、泡菜、醋、酱油，以及各种新鲜的水果和蔬菜等，在保持食物多样化的同时服用酵素效果更佳。没有被污染的水果最好洗净之后连皮食用，因为果皮中的酵素含量很高；榨出的果汁最好现榨现喝，因为时间越短，保留下来的酵素就越多，活性就越强，而且果汁不宜加热喝，否则酶的活性会降低甚至丧失。

摄入的时间可以根据食物的性质来定，就拿菠萝和木瓜来说，都含有大量的蛋白分解酵素，不适合空腹食用，否则易损伤胃壁。

吃饭的时候尽量多咀嚼一会儿，因为咀嚼的时间越久，唾液淀粉酶的分泌量越大，可以减轻胃肠酵素的消化负担。如果不是脾胃虚寒者，平时不妨多做一两道凉拌菜，以保留酵素的量。尽量避免吃精制白砂糖，因为越精制的糖越容易使细胞发生炎症反应，消耗掉体内的酵素，最好用红糖或蜂蜜来代替白砂糖。每餐吃个七八分饱就可以了，以减少身体中酵素的消耗。

❀ 酵素会被胃酸杀死

许多人对补充酵素保健食品存有许多的疑问，因为他们认为酵素在胃中，马上会被胃酸破坏而失去功能性。其实这种理论并不完全正确，因为在我们的胃进行消化时，必须分泌如胃蛋白酵素等来协助消化的进行，在强酸的胃环境内它并没有被破坏，反而活跃的进行它的任务，分解蛋白质为较小的氨基酸。所以相对地酵素，也具有这样的特性。

用酵素调理亚健康

你知道吗？酵素风暴已经在全世界蔓延。全球真正健康的人群只有5%，找医生诊病者约占20%，剩下来的75%，都是属于"亚健康患者"。"亚健康"是人们表现在身心情感方面，处于健康与患病间的健康低质量状态与体验。凡有四肢无力、肩膀酸痛、头昏眼花、疲倦、食欲不振等症状均为亚健康人群。

其实，亚健康也不是"空穴来风"，而是有缘由的。缘由之一很可能就是身体在向你呼救：主导体内生发反应速率的酵素不足了，这个时候要赶快补充酵素才行。酵素——广泛地活跃在人体中，种类多达数千种，供职于血液、细胞以及脏器内，忠实地践行着各自独特的生理使命。而补充酵素可以直接、快速的改善亚健康状态所带来的各种疾病。

由于都市生活的不良饮食、生活习惯、环境污染，导致体内酵素大量缺失，体内毒素沉积，从而影响到肌体健康。酵素是我们拥有健康的关键，它与健康息息相关。酵素通过对五大营养素的分解，而达到增加吸收、全面调理、调经抗衰等综合作用。酵素不足，则营养吸收不足，则气血不足，则百病生。简言之，补充酵素就是增加健康，补充酵素就是增加寿命，补充酵素就是延缓青春。没有酵素就没有生物的新陈代谢，就没有生命的多姿多彩，也就没有自然界中生生不息的生物界。因此，酵素的缺失就是衰老的罪魁祸首。所以，告别亚健康，最棒的疾病预防法，最好的健康法，就是活化体内酵素，或从体外补充大量的酵素。补充酵素，使得酵素参与到一切生命活动中，摄取补给酵素可以为这些受损的组织提供修复的物质条件，有效解决衰老和亚健康状态。

除了补充酵素之外，亚健康状态者还应当注意从以下几方面调理自己的身体。

❁ 合理膳食、均衡营养

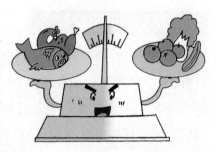

日常饮食中，维生素、矿物质都是人体所必需的营养素，是不能缺少的。生活中，很多都市上班族会因为工作的忙碌而不吃早餐，还有的人是为了减肥而不吃早餐，其实吃早餐是不会长胖的，而且营养专家认为，吃早餐能提升记忆力，提高学习和工作效率以及健康水平。如果自己实在吃不下多少食物，应当到医院做相关的身体内营养元素的检测，如果发现自己缺乏某种营养元素，应当在医生的指导下进行相应的补充。

❁ 劳逸结合，补充睡眠

健康的身体源于睡眠，睡眠不足，健康也无从谈及。晚上 11 点到凌晨 3 点是人体中物质合成最旺盛、分解最少、疲劳恢复最佳的时间段，也是人体中的 B 淋巴细胞、T 淋巴细胞生长最为旺盛的时间段。B 淋巴细胞和 T 淋巴细胞强大，人体的抗病能力则强，人就会少生病或不生病。此外，此时还是人体内除了以上细胞外其他细胞更新的关键时间，如果你经常熬夜，很容易降低自身免疫力，对身体健康的损害是非常大的。

❀ 懂得调节自己的心情

每个人的心理承受能力都是不同的，同样一件事，对不同的人的影响却是不同的，如果心理不能得到适当的调适，就会表现出胃口差、睡眠差、情绪低落、持续疼痛等症状。而且现代人的精神压力大，经常处在紧张的状态，很容易导致精神疲劳，工作效率降低，免疫功能下降，易诱发疾病。不良心理因素导致的疾病多为无关紧要的情绪波动日积月累导致的，不愉快的心理还会影响到人体正常的免疫功能，增加各类疾病的发生风险。

❀ 懂得为自己减压

长期的压力会让人觉得疲惫，应当学会自我放松，将自己从紧张和压力之中释放出来。应当确立切实可行的目标，不能有过高的自我期望，过度要求完美。人生在世，不可能事事如意，不如意事十之八九，应当懂得接受、面对事实，学会应付挑战，更要懂得放手淡然，要明白，不可能所有的都是你的。

❀ 戒烟限酒

适量的酒精对人体有兴奋作用，能扩张血管、增强循环、振奋精神、解除疲劳，酒对味觉和嗅觉都有刺激作用，饭前少量饮酒能在一定程度上提升食欲，适量饮酒 60 分钟后，体内的胰岛素会上升，能提升糖代谢速度，降低血糖浓度。但是酗酒或喝酒成瘾却会危害身体健康，慢性酒精中毒导致肝脏损害、酒精肝，甚至肝癌。过度嗜酒会造成急性酒精中毒，甚至造成心跳、呼吸停止，以至于危害到生命安全。

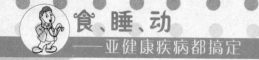

吸烟的危害也是非常大的，一项数据显示：烟草中共含有700余种化学成分，包括至少69种致癌物；全球每年因吸烟和二手烟死亡的人数高达600万人，中国每年因吸烟而死亡的人数超过100万人；目前，我国约有7.4亿不吸烟者遭受二手烟危害；平均每天吸20支烟以上的人和不吸烟的人相比，口腔癌增加3~10倍，食管癌增加2~9倍，膀胱癌增加7~10倍，胰腺癌增加2~5倍，肾癌增加1~5倍，其他癌症增加1~4倍，冠心病增加2~3倍，气管炎增加2~8倍。通过这组数据，相信大家也认识到了吸烟的危害有多大。所以，为了避免身体出现亚健康的状态，戒烟限酒是必需的。

❀ 注意居室卫生

居室的阳光要充足，阳光不但能调节温度、湿度，还能净化空气、杀灭病菌等。阳光里的紫外线还可以促进人体吸收维生素D，进而促进肠道吸收钙。空气清新、阳光充足的居室能让你拥有好心情，避免失眠、抑郁，降低亚健康的发生率。

❀ 增加兴趣和爱好

兴趣能提升人的情趣和活力，让生活更加充实、丰富多彩，健康、有益的文娱体育活动不但能修身养性，陶冶情操，还能辅助治疗某些心理疾病，避免出现亚健康。例如，可以多参加一些户外运动。适宜的运动为保持脑力和体力协调，预防、消除疲劳，避免亚健康、延年益寿的重要因素。提醒大家注意一点，千万不能在疲劳的时候才想起来去运动，疲劳的时候需要休息而不是运动，此时运动对身体有害而无益。适度运动，冬季运动至自觉暖和，夏季运动至微微出汗，不觉心慌即可。有的人认为锻炼就是要锻炼到大汗淋漓、气喘吁吁，其实这种观点是不正确的，因为运动强度和运动量太过不仅对身体无益，反而对身体有害。

拯救亚健康肌肤的新方式

美容护肤在现代已经成为一门学问，美容一词可以从两个角度来理解：首选是"容"，其次是"美"。"容"包括脸、仪态和修饰三层意思。美容护肤是一种改变原有的行为和疾病，使之成为文明的、高素质的、具有可以被人接受的外观形象的活动和过程，或为达到此目的而使用的产品和方法。而酵素就是新型的美容保养方式。

酵素，是近年来继果酸之后，运用在美容产品中的一种新型物质。它能够美容，而这种美容品被誉为"返老还童、永葆青春"的佳品。核糖核酸小体有催化蛋白合成、提高皮肤再生能力的神奇功效；胶原酶、透明质酸酶能抑制皮肤老化，参与角质层新陈代谢、增白皮肤；D型组织蛋白酶、糖苷酶不但能防治、防止灼伤和黑色斑的形成，还可起到抗皱、保湿、防治粉刺的作用。酵素是拯救亚健康肌肤的新方式。

❀ 美白和消除色斑

当紫外线照射到皮肤时，酪胺酸的活性增加，皮肤的基底层会分泌黑色素来保护皮肤以防止晒伤或红肿。正常情况下，黑色素会随着皮肤的角质层脱落、或者被微循环带走或吞噬细胞吞噬等。而酵素之所以有助于消除色斑，是因为酵素内的组织蛋白酶、糖苷酶可直接将皮肤中的蛋白酶水解为无色或淡色，加速血液循环和提高吞噬细胞的吞噬功能。

❀ 去角质

保养品界常见的蛋白分解酶是木瓜酵素和凤梨酵素，它可以促进角质蛋白的分解，让肌肤表层的角质蛋白加速脱离角质层，没错，也就是俗称的去角质。

用木瓜酵素、凤梨酵素做成的常见保养品有酵素洗颜粉、酵素冷膜等，这类酵素保养品能促进角质的代谢，但角质层毕竟是肌肤的锁水屏障，去角质后一定要做好保湿，否则肌肤就会变得干涩暗沉，而非想像中的晶莹剔透。

❀ 祛皱防衰老

自由基是体内细胞的杀手，人体内本来就会常态产生自由基，也拥有一套可以消除自由基的抗氧化系统，只是当人体遭遇外界的不当刺激时（如：紫外线、吸烟、环境污染、情绪压力等），就会促使大量的自由基额外产生，超过体内抗氧化系统的负荷，导致健康细胞被杀死，当然肌肤细胞也难逃幸免，这就是肌肤老化的原因。

超氧化物歧化酶是人体内最重要的抗自由基酵素，它可以清除自由基，避免皮肤细胞受自由基的攻击，延缓肌肤皱纹和肌肤老化的产生。

❀ 去除痤疮

痤疮是一种常见的毛囊皮脂腺慢性炎症，而酵素内含有溶菌酶、脂肪分解酶等多种酵素，通过血液送至皮肤细胞后，可溶解皮肤毛囊内的油脂、有效地清洁皮肤、消炎退症、防止毛孔堵塞。酵素还含有其他组织脂肪酶，可以调节肠胃和肝脏功能，加强排除体内毒素。

怎样用酵素应对免疫功能失调

过去的家庭，生活条件不好，普通家庭有三五个孩子，有七八个孩子的家庭也不在少数，孩子们的生活条件是非常艰苦的，当年的医疗条件也大不如现在。但是那个年代的人却不怎么生病，可是看看现在的人，虽然生活条件好了，各方面也比较注意，但仍然一有"风吹草动"就会生病，很明显，现代人的免疫力下降了。

人体的免疫系统就像是人自身"预备军"，时时刻刻做好了对抗外邪的准备，一旦有异物入侵，就会将危险信号传达给体内的免疫团成员，等到它们全部集合到异物侵入地点的时候，就会开始作战，直至将异物全部打败。人体表现出的发烧症状其实就是自身"免疫兵团"和外邪入侵者作战的结果。

掌管人体免疫功能的细胞是吞噬细胞和淋巴细胞。吞噬细胞主要负责识别、传递入侵者，还会在作战之后将死亡的入侵者吞噬。淋巴细胞包括辅助 T 细胞（有入侵者的时候会跑到脾和淋巴结，召集 B 细胞和巨噬细胞进入作战状态），抑制 T 细胞（抑制辅助 T 细胞因传递信息过度而敌我不分），杀手 T 细胞（摧毁被破坏的组织和被抗原控制的细胞），B 细胞（能制造出有攻击性的抗体）。

免疫系统的主要作用就是保护身体免受疾病侵袭，但它会由于持续不当的饮食或不规律的生活而变弱。现在发生的很多退化性疾病都和免疫功能失调有关。在我们所吃的很多加工类食品中都添加了添加剂，加工方法以煎炸居多，人们为了方便快捷以它们为主食，而它们对免疫系统却造成了威胁。

国外有研究表明，酵素能激发人体免疫系统的战斗力。有研究发现凤梨酵素、木瓜酵素、淀粉酵素能活化辅助 T 细胞功能，而且能激发 B 细胞制造抗体。德国慕吉克博士和美国凯特癌症中心克利夫博士都发现某些酵素可以抑制 T 细胞上的 CD44 分子，CD44 是媒介发炎反应的重要物质，能吸引白细胞到发炎处，使得炎症更加严重，如果去除 T 细胞上的 CD44 分子，即可减少炎症的发生。英国的恩格卫达博士研究表明，酵素能促进巨噬细胞制造 γ-干扰素媒介物一氧化氮，一氧化氮是人体对抗细胞内寄生虫的重要物质。

虽然人们的生活条件越来越好，但是危害人体健康的因素却越来越多：空气污染、水污染、食品污染、辐射等，导致我们的免疫功能被削弱，而应对这些外环境的时候，最主要的还是靠免疫系统，所以增强自身免疫力迫在眉睫。

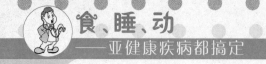

补充酵素，缓解气喘

气喘又叫哮喘，气管患者的支气管过敏，稍微受点刺激就会发生反应，支气管受刺激之后会收缩、支气管黏膜肿大，黏膜分泌黏液，在一连串的作用下，支气管内径会变得狭窄，这样一来，能通过的空气量大大减少，就出现了喘鸣和呼吸困难。

气喘的发生通常没有任何征兆，没有具体的时间，很多人会在深夜到天亮前犯病，最开始胸闷、喉咙发紧、眼睛不舒服，过不了多久，就会出现哮喘音、喘气、呼吸困难等。呼吸困难严重的时候会表现出起床后不坐就不能呼吸、咳嗽、咳痰等。症状得到缓解之后，咳嗽声会变小，痰液也不那么黏稠了，呼吸困难也得到了改善。

诱发气喘的原因有很多，感冒、支气管炎等呼吸器官感染症，灰尘、花粉等异物，温度的变化、压力的影响等都可能诱发哮喘。

从现代医学的角度上说，哮喘是有明显的家族遗传倾向的，很多时候，它的发病既受遗传因素的影响又受外界环境的影响。那么气喘都有哪些危害呢？

✿ 下呼吸道和肺部感染

统计结果显示，约半数以上的哮喘是呼吸道病毒感染引发的，应当努力提高哮喘患者的免疫力，确保其气道通畅，清除气道之中的分泌物，降低感染的发生率。

✿ 猝死

猝死是哮喘最严重的并发症，由于其经常没有明显的先兆症状，一旦突发就会因为来不及抢救而死亡。

✿ 水电解质和酸碱失衡

由于哮喘的发作，缺氧、摄食不足、脱水，心、肝特别是肺和肾功能不全，经常会并发水电解质和酸碱失衡。

❀ **呼吸骤停和呼吸衰竭**

严重的哮喘发作通气不足，感染治疗、用药不当，以及气胸、肺不张、肺水肿等都是哮喘并发呼吸衰竭的常见诱因。

❀ **气胸和纵隔气肿**

哮喘发作的时候气体潴留在肺泡内，会导致肺泡含气过度，肺内压显著上升，慢性哮喘已并发的肺气肿会使得肺大泡破裂，诱发气胸甚至伴随着纵隔气肿。

❀ **多脏器功能不全和多脏器衰竭**

严重缺氧、严重感染、酸碱失衡、消化道出血、药物毒副作用、重症哮喘等，经常会并发多脏器功能不全甚至功能衰竭。

医生将哮喘列入到了慢性病的范畴，认为患上之后则不能被彻底治愈，只能通过药物预防其急症的发作，控制病情。西医治疗哮喘时通常采用激素疗法，最开始症状得到了缓解，但是会产生药物依赖性，激素的用量会越来越大，长时间服用，容易在强烈的刺激下增加猝死率。

而从中医的角度上说，气喘并不仅仅是肺部的问题，和其他脏腑有很大的关系，所以中医治疗哮喘的时候可能会给患者开一些调理肠胃的方剂，而且症状的确得到了显著缓解。酵素也有调理肠胃的功能，建议患者在注意饮食调养的过程中采用适当的方法服用酵素，清除肠毒，净化肠道，为有益菌创造良好的生存环境，进而调节身体功能。

补充酵素的同时注意吃些健康、营养丰富的食物，进而提升自身免疫力，恢复身体的自愈能力，逐渐摆脱长期使用激素类药物。

女性疾病，补充酵素身轻健

酵素是人体各项活动的基础，人体缺乏酵素，就像机器缺了零件，很容易出问题。女性在身高、体重、免疫等方面比男性差一些，再加上现代女性承受着各方面的压力，身体很容易"吃不消"，诱发多种女性疾病。女性疾病的发病原因虽然很多，但归根结底还是酶素不足导致的。

❀ 乳腺增生

乳腺增生就是指乳腺上皮和纤维组织增生，乳腺组织导管和乳小叶在结构上的退行性病变和进行性结缔组织的生长，为女性常见的疾病。

环境污染、长期的精神压力、不良的生活习惯、身体中微量元素不足、使用有副作用的产品等，都会导致女性内分泌失调，使某种或几种激素分泌发生异常，诱发乳腺增生。

酶素可以促进新陈代谢的过程，将身体中的毒素排出去之后，加速体内的血液循环，双向调节内分泌，改善卵巢分泌雌激素，防止或减少乳腺受到不良刺激，以免乳房由于气血运行不畅而发生腺体增生。和中医上所说的疏肝活血、通经化结、调和冲任、畅通经络刚好相符。

❀ 更年期综合征

更年期综合征是指女性绝经之后出现的性激素波动或减少导致的一系列以自主神经系统功能紊乱为主的，伴随神经心理症状的一组综合征。主要症状包括：潮热、心悸、失眠、焦虑、性冷淡、反复泌尿系感染、骨质疏松、行为方式改变等。

更年期补充酶素可以有效调整内分泌，延缓性腺萎缩，平衡身体营养，排除代谢障碍，改善代谢功能，所以酶素能有效减轻更年期综合征。

女性朋友可适当补充钙、维生素 D 预防骨质疏松；补充大豆异黄酮延缓更年期，减轻不适症。补充这些物质的同时补充酶素，能促进这些物质被机体吸收利用。

❀ 不孕症

不孕症就是夫妻同居两年以上，进行正常的性生活，没有采取避孕措施却没怀孕。女性不孕的原因很复杂，如幼稚型卵巢、输卵管阻塞、子宫内膜异位、子宫肌瘤、子宫狭窄等，除此之外，酵素不足、酸性体质导致的内分泌失调也会导致不孕。

人体的精子和卵子之中都有酵素，酵素的活力能促进精子和卵子结合形成受精卵。而酸性体质者的内环境会影响部分酵素的活性，导致母体内的酵素不足，而且会让卵细胞失去孕育酵素——琉璃糖转化酵素，不能形成受精卵，或导致孕激素活性下降，此时即使怀孕，胎儿的脑细胞也会发育不良，很可能生出智障儿。而且会破坏母乳分泌，也会影响到孩子出生之后的健康状况。

酵素可以恢复、提高卵巢生理功能，让功能衰弱的卵细胞变得更有活力，提高生殖能力。通过从外界补充酵素，能将身体中新陈代谢的垃圾、有毒物质排出体外，调整内分泌，恢复弱碱性体质，进而提高怀孕概率。

❀ 子宫肌瘤

子宫肌瘤是女性生殖器官中最常见的良性肿瘤，又叫纤维肌瘤、子宫纤维瘤，它主要是子宫平滑肌细胞增生导致的，其中含少量纤维结缔组织作为支持组织存在。子宫内膜有很多腺体，如果这些腺体长在子宫肌肉层中，即为子宫肌瘤。一项统计结果显示，35 岁以上的妇女大概有 20% 发生了子宫肌瘤，恶变率是 0.5%。

子宫肌瘤的诱因很多，包括：体内雌激素水平过高，长期受雌激素刺激；孕激素水平异常；细胞免疫功能低下，肿瘤杀伤细胞活性低下。

酵素的分解作用可以调节人体中的雌激素和孕激素分泌，让它们保持均衡状态。当人体中的雌激素和孕激素不足时，酵素即可促进身体分泌更多来补偿不足；身体中的雌激素和孕激素的分泌量过大时，酵素可以自动将多余的激素分解、排出体外。

酵素能活化细胞，增强细胞活性，细胞活性提升了，那么细胞的吞噬功能也就上升了，对于身体中形成子宫肌瘤的突变细胞，酵素可以提早将其分解，进而预防子宫肌瘤的出现。

芹菜汁富含酵素，多喝有好处

如今，便秘的人越来越多，这和人们饮食的高刺激、高营养有很大的关系。便秘可发生在各个年龄阶段，女性多于男性，老人多于青壮年。

粪便积存在肠道中的时间过久，积存在肠道之中的粪便会随着水分被不断吸收而变得越来越干硬，导致排便费力，这种现象对心血管疾病患者来说是非常危险的，因为突然增加腹压和交感神经兴奋可能会导致阿斯综合征，也就是心源性脑缺血综合征，甚至会在用力排便的过程中导致脑血管出血，危及生命安全。排便不畅同时也可能造成肛门处的静脉发生曲张，诱发痔疮。已经发生痔疮的患者，干硬的粪便会划破痔疮上曲张的静脉，诱发出血。

为了防治便秘，建议久坐办公室一族经常散步，多喝水，多吃新鲜果蔬。因为长时间坐着不运动，胃肠蠕动就会减慢，时不时活动活动，利于肠道蠕动。而新鲜果蔬中富含膳食纤维，能促进肠道蠕动。如果不是强行憋便，人体不可能积存大量粪便，所以只要养成健康的排便习惯，平时适当增加粗粮、富含纤维素的蔬菜的摄入，多喝水就可以了。不能采用极端泻药来排便，否则对身体健康不利。

治疗便秘见效最快的方法就是用药，但是如果长期依靠药物，就会形成药物依赖性，甚至到了不依赖药物就不能排便的地步。长期用此类药物，患者的肠功能会退化，甚至可能会由于长期便秘而诱发其他疾病。

治疗便秘最好的方法就是食疗法，多吃富含酵素的食物，摄入膳食纤维充足的食物。酵素进入肠道之后能够促进肠道的消化吸收过程，缩短食物在肠道中停留的时间，抑制食物在肠道里的腐败发酵，并且，酵素原料中含有丰富的膳食纤维，能加速肠蠕动。

便秘除了是炎症、肿瘤、糖尿病等器质性病变导致的以外，最常见的诱因就是缺乏维生素或水分、进食量大大减少、工作紧张、运动量过少、体质虚弱、滥用泻药等。前者导致的便秘应当及时到医院做检查、进行相应的治疗，而后者导致的便秘可通过酵素来解决。便秘的患者不妨喝点芹菜汁。

将芹菜洗净之后切成段状，放到榨汁机内榨汁，之后调入少许白糖，搅拌均匀就可以了。

芹菜是药食两用的蔬菜，能调经止血、清热凉血，现代研究表明，芹菜里面富含碳水化合物、膳食纤维、蛋白质等，不但能利尿、健胃、降血压、镇静，还可改善肠道功能，缓解便秘。并且，多喝芹菜汁还能治疗多痰、咳嗽、痔疮等。

利用芹菜汁防治便秘的同时，还要注意规律自己的饮食，注意定时定量摄入食物，为身体补充营养物质，促进胃肠道的消化吸收，同时注意适量运动，促进胃肠蠕动，促进排便。

榨芹菜汁的时候要注意选择新鲜度比较高的芹菜，榨汁之前要充分将其洗净，最好现榨现喝。为了避免所榨的芹菜汁的营养流失，榨汁的时间也要相应缩短一些。

选错食物，反失自身酵素

现在人们可选择的食物多种多样，有最原始的天然食物，有加工之后制成的食物。如果从食品安全的角度上划分，我们可以将其分成三大类：天然食物、问题食物、黑心食物三大类。

近年来，我国食品卫生问题频出，问题食物和黑心食物频频曝光，什么高农残黄瓜、"僵尸肉"、菌数超标矿泉水、假冒伪劣食品等。它们中含有超标的对人体健康有害的毒素，导致多种疾病高发的现象。

从"孔雀石绿"事件开始，陆续出现苏丹红鸭蛋、三鹿三聚氰胺牛奶、地沟油、瘦肉精、塑化剂、镉大米、毒豆芽各种假酒、硫酸亚铁臭豆腐、硫酸镁毒木耳、碱性品绿海带、色素西瓜等，不管是主食还是副食，不管是鱼肉蛋奶还是蔬菜，都曾被曝光过各种安全问题，似乎一不小心我们就把"毒药"吃下肚了。

之前有媒体报道，美国哈佛大学药学博士通过肠道内窥镜胶囊摄像机和检测数据接收器对胃肠道泡面的消化做了实验，实验结果表明，泡面里面一共加入了 136 种抗氧化成分，包括制作泻药、美白剂的"酒石酸"，用于隐形眼镜和洗发精的"聚二甲基硅氧烷"，以及"特丁基对苯二酚"，都被加在了面条之中，这就是为什么面条会变得那么筋道。此外，方便面中还添加了 24 种钠盐，调味包中含有铜、砷、铅、汞等重金属。为了让面条更加润滑，添加了"丙二醇"，它是机油的成分之一，会引起肝肿大、染色体异常，还会降低人的生殖能力。虽然方便面简单易食，但是并不易消化，其所含毒素的代谢所花的时间要更久。

虽然食品添加剂的出现及添加是延长食品保存期、降低食源性疾病发生率的必然趋势，但是如果我们长期吃这些添加了大量、多种添加剂的食物，势必会增加体内脏腑的代谢负担，而如果我们不慎选择了没有保障的加工制品，这种负担就会更大，而如果我们选择了上述曝光以及未被曝光却存在问题的食物，对身体健康的危害就可想而知了。

人体自身有解毒排毒系统，这套系统包括肝脏、肾脏、肠道、皮肤、肺脏等。肝脏是最重要的解毒器官，肝内的酶促反应有超过500种的功能，包括氧化作用、还原作用、羟基作用、硫化作用、脱氨基作用、甲基化作用等，肝脏既能制造对人体有益的物质，又能处理垃圾和毒素，可以说拥有多种功能和作用，而这一系列的功能作用都要在激素的催化作用下进行。

肝脏之中几乎全部的代谢反应为的都是将体内的毒素排出体外，而排毒和代谢的过程少不了酵素的参与，毒食里面含多种、大量的有毒物质，而这些物质都要经过肝脏分解之后排出体外，在肝脏之中启动催化反应的过程会消耗大量的酵素，代谢反应产生的能量也大部分用在解毒和排毒上。

毒食消耗酵素的速度非常惊人，酵素催化反应的能量大量用在解毒、排毒上，导致身体中的酵素严重缺乏，整个人处在低酵素的状态下，最终表现为面色灰暗、身体倦乏、易感冒、没精神等，长期处在亚健康状态，久而久之诱发疾病。

所以，提醒大家注意，选对食物，吃健康、自然的食物，尽量少吃或不吃加工制品，如果非要购买，也要选择正规厂家的有合格标志的在正规超市出售的产品。

抗菌消炎，酵素功效大

发炎就是指生物组织受到外伤、出血或病原感染等刺激激发的生理反应，包括红肿、发热、疼痛等症。炎症因子对机体的损害作用诱发的以防御为主的局部组织反应主要包括：组织变质、渗出、组织细胞增生。炎症面部表现包括：红、肿、热、痛、功能障碍，而且伴随着全身性表现，如发热、白细胞增多或减少，全身单核吞噬细胞系统增生、局部淋巴结肿大和脾肿大等。

炎症虽然为机体的防御反应，不过对机体健康却有不利的一面，比如，乙型肝炎长期不愈，肝脏里面就会出现肝细胞结节性增生，同时产生大量的纤维组织，诱发肝硬化甚至肝癌。炎症根据其病程长短可以分为急性、慢性、亚急性三种。

消炎最有效的方法就是依靠自身的自愈机能。使用抗菌药虽然见效迅速，但是在杀灭有害菌的同时也会杀灭有益菌，而且不能新生细胞。酵素可以促进机体制造出大量的白细胞，启动人体自身原有的康复系统去消灭有害菌，进而抗菌消炎。而且用酵素消炎的过程中不会杀灭身体中的有益菌，也就不会危害身体健康。接下来为大家介绍两款有助于消除炎症的果蔬汁。

❀ 菠萝芹菜汁

取菠萝 200 克，柠檬汁 1 匙，芹菜 150 克，蜂蜜 1/3 杯。将菠萝和芹菜洗净之后切成块状，放到果汁机中，调入柠檬汁和蜂蜜，倒入凉开水搅打成汁即可。

芹菜中富含维生素 A 和 B 族维生素、维生素 C、维生素 P，能调经、消炎、降压、止咳、利尿等。

❀ 黄瓜汁

取适量的黄瓜，洗净之后切成小块，放到榨汁机中榨汁就可以了。觉得味道淡还可以调入少许蜂蜜。

黄瓜中含大量维生素，能缓解一定的发炎症状，治疗口腔溃疡。

控制血糖，酵素在行

近些年，糖尿病患者越来越多，《中国居民营养与慢性病状况报告（2015）》显示，18 岁以上成人糖尿病患病率是 9.7%，我国已经成为糖尿病第一大国。

糖尿病是一组以高血糖为特征的代谢性疾病，主要为胰岛素分泌缺陷或其生物作用受损，或二者兼有导致的。糖尿病患者长期高血糖，就会导致眼、肾、心脏、血管、神经的慢性损害、功能障碍。

糖尿病有Ⅰ型和Ⅱ型之分，Ⅰ型糖尿病是胰岛素分泌过少导致的，多数人年轻时就会发病。中年之后发生的糖尿病多属Ⅱ型糖尿病，主要为饮食过程中摄入过多的糖分、身材肥胖等导致胰岛素变得迟钝。

糖尿病本身并不会让人感觉到明显的身体不适，但是它会并发心脑血管疾病，主要体现在主动脉、脑动脉粥样硬化和广泛小血管内皮增生和毛细血管基膜增厚的微血管糖尿病病变。血糖上升后，会形成高血脂、高血糖、高血压，大大增加糖尿病心脑血管的发病率和死亡率。心脑血管病包括脑出血、冠心病、糖尿病心力衰竭、心律失常等。糖尿病患者心血管病的发病率、病死率是非糖尿病患者的 3.5 倍，为Ⅱ型糖尿病患者的死亡原因之一。

糖尿病患者因血糖上升会导致周围血管病变，使得局部组织对损伤因素的敏感性下降，临床表现包括：下肢疼痛、溃烂、供血不足，进而诱发肢端坏死，出现此类情况会致残甚至截肢。

糖尿病患还可能并发神经病变、视网膜病变、动脉硬化、老年性白内障等症，在美国，糖尿病为 20 岁以上患者失眠的主要原因。

酵素可以维持人体内的糖代谢过程，增加胰岛素的分泌，保持细胞胰岛素的高感度，能预防糖尿病的发生。而糖尿病患者补充适当的酵素能防止病情的恶化，预防并发症，改善症状。

接下来就给大家介绍几款能用来防治糖尿病的、富含酵素的健康果蔬汁。

✿ 苹果汁

取一两个苹果，洗净之后去皮，切成小块，放到榨汁机中，倒入适量矿泉水榨汁即可。

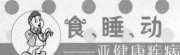
苹果汁中的果胶能降低血糖，苹果中富含钾，而糖尿病的发生和胰岛素不足有关，若人体缺钾，胰岛素的作用就会变弱，通过喝苹果汁补充钾即可辅助降血糖。苹果中的果胶进入肠胃吸水之后，可以在肠道中形成凝胶过滤系统，阻碍肠道吸收糖分，所以可以降低糖尿病患者的血糖。

✿ 苦瓜汁

将苦瓜洗净后去掉苦瓜瓤，切成小丁，放到榨汁机中，倒入适量的矿泉水榨汁，撇掉上面的白沫即可。

苦瓜的降糖作用是众人皆知的，对糖尿病有一定的治疗效果，而且有一定的抗病毒、防癌功效，苦瓜所含的苦瓜甙和苦味素能提升食欲，健脾开胃。

第八章

运动是治疗亚健康的首选方式

运动可以改善亚健康吗

运动是改善亚健康的有效途径之一，运动不但可以增强体质，还可以缓解工作压力和精神压抑。选择适宜的运动方式，制订个体化运动方案，通过有规律的运动转移心理疲劳，是防治亚健康的重要手段。

运动与躯体亚健康的关系

生命在于运动，这是人们所熟知的一句名言。有规律的运动是达到身体健康的重要保证。有规律的运动一般是指根据不同年龄和身体状况，确定不同的中等强度运动，运动不拘形式，每周消耗能量约 7 524～9 196 千焦（1 800～2 200 千卡）。现代医学认为，运动可以加快身体新陈代谢，使机体充满活力，延缓各器官的衰老过程。调查表明，坚持有规律运动的人，比不参加运动或者偶尔运动且运动剧烈的人死亡率低，心脑血管病、糖尿病、癌症、老年性痴呆的发病率减少35%，寿命延长 4～6 年。在美国、日本等发达国家，70%～80% 的人口坚持运动锻炼，而我国坚持运动

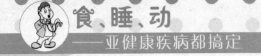
锻炼的人口还不足 30%。因此，大力倡导健身运动，有助于提高全民身体素质。

✿ 运动与心理亚健康的关系

运动锻炼除了强健体魄，另一个更重要的作用是培养健全的人格。运动锻炼不仅可以增强意志、自信心、自我控制力、团结协作精神，养成健康的生活方式，而且有助于塑造健全的人格。健全的人格是培养心理健康及良好心态的基础。研究表明，各种心理压力导致的不愉快、消极情绪，诸如愤怒、恐惧、焦虑、忧愁、悲伤等心理亚健康状态，均可导致神经活动功能失调，最终损害身心健康。而运动锻炼不但可以适时调整情绪和心态，还可以排解、消除内在的心理压力。很多人都有这样一种体会，当承受某种外在压力而彻夜难眠时，如果参加一些自己喜欢的运动锻炼，不良情绪就会大为改观。

改善身体亚健康的运动方式

亚健康是处于疾病与健康之间的一种生理机能低下的状态，亚健康状态也是很多疾病的前期征兆，如肝炎、心脑血管疾病、代谢性疾病等等。亚健康是一种动态过程，它永远不会停留在原有状态中，适当的运动能帮助你改善亚健康的症状，避免亚健康向疾病转化。

体育运动能显著调节人体的各种生理功能，提高心肺功能，加速血液循环，使人脑获取更多氧气和营养物质，促进脑中多种神经递质分泌，使人脑思维反应更为敏捷，提高细胞免疫和体液免疫的能力，激活网络内皮质系统，直接阻止了亚健康向疾病状态的转化。通过适宜的活动，能加强机体的感受能力，通过传入神经来提高中枢神经系统的兴奋性，改善大脑皮质和神经体液的调节功能；增加机体对外界环境的适应能力和对致病因素的抵抗能力；改善血液循环和新陈代谢，加强组织器官的营养过程，促进整体功能活动水平的提高，维持和恢复机体的正常功能；发展身体的代偿能力。

身体亚健康者一般可以从有氧运动、力量训练和柔韧运动方面进行锻炼。

有氧运动是健身运动中最常用的一种运动方式，其特点是运动强度低、持续时间长。有一定节奏，方便易行，容易坚持。在整个有氧运动过程中，人体吸入的氧气大体与需要的氧气相等。有氧运动对于增加心血管功能、增强脂肪代谢，加强肌肉耐力、防治糖尿病、高血压有着积极的意义。常见的有氧运动有快走、慢跑、骑车、游泳、有氧操、踏板操等。一般人运动时心率在 160 次/分以下的运动是有氧运动。

力量训练是指身体克服阻力以达到锻炼肌肉的目的。最常用的方法是用杠铃或哑铃做力量训练，但是，其他的运动方式，如有氧操、滑雪、骑车、爬楼、游泳等也可以达到不同程度的力量训练效果。力量训练绝对不仅仅是长肌肉和练成"大块头"，也非健美健身运动人群的专利。事实上，对于一般人来说，力量训练多是不可缺少的，因为它有助于延缓衰老，增加肌肉力量，美化身体形态，增加骨密度，减少骨质疏松、关节病的发生。

柔韧运动，比如拉伸，可以显著改善身体姿态，扩大关节的活动范围，改进步态，减少在其他运动中受伤的机会。拉伸是针对机体的每一块特定肌肉进行的。拉伸时动作要慢，注意自己的身体感受，当你拉到肌肉稍有酸胀感的时候就应停止，保持拉伸状态 15 ~ 30 分钟。注意不要前后摆动，因为这时肌肉已经接近最大长度，动

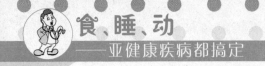
作惯性太大会造成损伤。

　　总之，适宜的运动是保持脑力和体力协调，预防、消除疲劳，防止亚健康，延年益寿的一个重要因素。这里特别要提醒的是：切忌在疲劳到极点的时候忽然想到"生命在于运动"，疲劳时人体需要的是休息，不是运动，此时运动对人体只有害没有益。对待运动的科学态度是"贵在坚持，重在适度"。适度就是在锻炼完毕，冬天自觉全身暖和，夏天微微出汗，但不觉心慌为度。万万不可不锻炼则罢，一锻炼就满头大汗，气喘吁吁、心跳、气急，这样于健康非但无益，反而有害，甚至会发生意外。

心理亚健康者可做哪些运动

　　根据不同类型的心理亚健康，科学地、有针对性地通过不同的运动处方进行干预，可以获得比自由锻炼更显著的效果。

神经衰弱型

　　可以做舒缓神经的运动，如健身慢跑、广播体操、跳绳、骑自行车、跳交谊舞、气功、太极拳、木兰拳、踢毽子等。这些运动虽然强度不大，但是经常锻炼能够消除大脑疲劳和精神紧张，恢复精力。

心理抑郁型

　　可以选择既有合作又有竞争的运动项目，如足球、篮球、排球、接力跑、交谊舞、体育游戏等。

情感偏差型

　　可以选择一些运动项目进行比赛，如足球、篮球、排球、网球、乒乓球、羽毛球、爬山等，将压抑的情感转化成运动能量发泄出去，使人心情舒畅。

✿ 缺乏信心型

可以选择一些简单易做的运动，如跳绳、俯卧撑、广播体操、跑步等运动项目。坚持锻炼一段时间，随着运动水平的逐步提高，自信心自然会逐步增强。

✿ 急躁易怒型

可以选择下棋、太极拳、慢跑、气功、瑜伽、郊游、游泳、骑自行车、射击等。这些运动项目能够调节神经系统活动，增强自我控制能力，稳定情绪，使容易冲动的心理状态得到改善。

办公族简易健身操有哪些

办公族的工作特性，决定了办公族的活动仅仅局限在小范围进行。这在一定程度上，造成了办公族们缺少锻炼，成为"办公室疾病"高发人群，成为亚健康症候群。

很多健康专家都建议，办公族要在周末的时候适当地去锻炼。但是，对于很多人来说，周末是去约会的好时间，并不想花在健身房里。因此，在这里，给大家介绍一些办公室简易健身操，让你在办公室里，一样可以养生，摆脱亚健康的烦恼。

✿ 头颈部

1. 坐在沙发上，双手叉腰，头做绕环动作，正反方向交替进行。

2. 双手抱头，用力向胸前压，然后放松，头尽量向上抬起，重复几遍。

3. 双肩慢慢提起，颈部尽量往下缩，停留片刻后，双肩慢慢放松地放下，头颈自然伸出，还原自然，然后再将双肩用力往下沉，头颈部向上拔伸，停留片刻后，双肩放松，并自然呼气，反复多做几次。

4. 双手叉腰，头部缓缓向左侧倾斜，使左耳贴于左肩，停留片刻后，头部返回中位；然后再向右肩倾斜，同样右耳要贴近右肩，停留片刻后，再回到中位，反复多做几次。

5. 下颌尽量贴近前胸，两肩抬起，下颌慢慢抬起，胸部前挺，两肩往后慢慢运动。下颌屈伸时慢慢吸气，抬头还原时慢慢呼气，两肩放松，反复多做几次。

✿ 上肢

坐或站立。两臂侧举，手指向上，做直臂向前、向后绕环动作。次数不限，做到两臂酸胀为止。

作用：增强上肢力量，活动肩关节。

✿ 腰部

站立，两脚分开，两手叉腰，作转腰动作，按顺时针、逆时针方向交替进行，次数不限。

作用：使内脏器官得到活动，对胃肠病有一定的辅助疗效。

✿ 下肢

坐在沙发上，两手放在体侧，支撑住身体，两脚尖勾起，两下肢与地面呈45°，做蹬自行车动作。

作用：增强下肢力量。

运动先从爬楼梯开始

对于不经常运动的人来说，想要养成规律运动的习惯，是非常困难的。所以运动学家推荐有心想锻炼的人，不妨先从日常生活中寻找既能消耗热量又不会太累的运动方式爬楼梯开始。

生活水平在提高，都市的楼宇也在不断拔高，电梯成了不可或缺的东西。然而，电梯给人带来方便的同时，也在不经意间又带走了人们一个极佳的锻炼机会。

爬楼梯健身在 20 世纪 70 年代的英国和美国非常流行，每 10 个人中就有一个是爬楼梯运动的爱好者。他们为了交流心得体会，还成立了爬楼梯运动健身协会，举行一些象征性的比赛。实践证明，爬楼梯运动有以下几点好处：

1. 有利于增强肺、心功能，保持心血管系统的健康，使血液循环畅通，防止高血压病的发生。

2. 有助于保持骨关节的灵活，增强韧带和肌肉的力量，避免僵化现象的出现，防止出现退行性变化。

3. 消耗大量热量，对肥胖起到阻碍作用。上楼梯 7 分钟，就可以消耗 100 卡热量，还可锻炼心肺功能。下楼梯 14 分钟，就可以消耗 100 卡热量。

爬楼梯好处多多，但它也并不适合于所有人和所有环境，热衷于爬楼梯健身或减肥的白领美眉更要防止产生萝卜腿。因为爬楼梯时如果施力不当，很容易让女孩子爬出粗壮的"萝卜腿"，而且还容易造成膝关节病变。

因此，在爬楼梯时应先收缩小腹让腰杆挺直，然后再以脚尖着地的方式前进，确定每只脚都彻底伸直后，再往上爬。为了避免产生"萝卜腿"，爬完楼梯后，最好双手扶墙，两脚前后平行站成弓箭步拉筋，一次的持续时间最多为 15 秒，早晚重复做 15 下，有助于放松小腿的肌肉群。睡觉时，在双脚下面垫一个枕头，也有助于预防腿部水肿。

慢跑有利于健康

慢跑是一项既简单又经济实惠的有氧健身运动，其对健康的好处自然是不言而喻的。你只要看看那些常年坚持跑步的人的气色和健康程度，就知道我不是忽悠你了。下面我就给大家简单介绍一下慢跑的作用吧。

✿ 增强心肺功能

持之以恒的慢跑可以使心输出量增加，减慢安静时的心率，增加肺活量，改善肺功能。

✿ 使骨骼变"年轻"

慢跑者骨质密度比不运动者高40%左右，这种骨质密度接近20岁时的骨骼状态。

✿ 增强肌力和肌耐力

有规律、不间断的慢跑可以增强肌力和肌耐力，而肌力和肌耐力是维持工作学习、应对应激事件所必需的能力。

✿ 排毒

有规律的慢跑可以加快新陈代谢，延缓机体老化，并通过汗水和尿液排出体内毒素等代谢废物。

✿ 减轻心理压力

处于竞争激烈的环境中，若不能及时排解紧张情绪和心理压力，就会使自己在竞争中处于劣势。适度慢跑可减轻心理压力，保持良好的身心状态。

既然慢跑有这么多的好处，为什么很多人只参加了两三天就半途而废了呢？其实主要原因是跑步太枯燥，如果能稍微改变方式，相信你就会爱上它。

❀ 尝试双人慢跑

俗话说"男女搭配、干活不累",其实这个定律用在健身上也很合适。双人慢跑法或许能给你单调的练习增添一些乐趣,还能锻炼全身的力量与柔韧性。你与你的伙伴可以尝试这种合作慢跑健身运动。

❀ 变换慢跑时间

你习惯在清晨慢跑吗?那么,试试把运动的时间改在午间或者晚上。简单的时间变换,会令你的感觉和心境大不相同。有变化,才有乐趣。

❀ 来点动感音乐

在慢跑的时候听点音乐,只要是你喜欢的并且充满动感的音乐,就会令你能量无限。那些活力四射的舞曲会令你想停也停不下来。

女性逛街有利于改善亚健康

现在都市女性由于平时工作的压力,和运动时间较少,致使越来越多的女性处于亚健康的状态。那么,作为女性朋友应当如何摆脱亚健康的状态呢?

女性体质差主要表现在两个方面:一是心肺功能较弱,脉搏频率达不到正常值;二是身体柔韧性较差,这样的后果之一就是导致虚胖,影响身体的灵敏度和协调性。在为自己身体状态担忧的同时,许多女性却抱怨平时太忙,没有时间健身。专家表示,女性朋友可以采取一些随时随地的简易健身方法。逛街就是一种不错的休闲方式,也是很好的有氧运动,有助于职业女性改善亚健康状态。

女性逛街少则一两个小时,多则三四个小时,这样不停地走动可增加腿部力量,消耗体内大部分热量,达到健身效果。琳琅满目的商品、购物时的满足感，可以排解紧张、郁闷情绪，使人心情愉悦。

女性喜欢逛商场，还出于一种群体认同心理。在商场里，所见到的大部分为女性。虽然彼此不发生言语交往，但却可以通过共同的行动来达到间接的交往，从而取得一种快乐而轻松的心理。

女性逛街，一般都喜欢结伴而行，通过购物模式，和好友进行人际交往。比如买东西时朋友之间互相提供参考意见。这种人际交往方式更轻松，相互之间更容易获得人际交往的满足感。

因此，逛街对于改善职业女性亚健康有着神奇的效果。

散步有益于亚健康者的康复

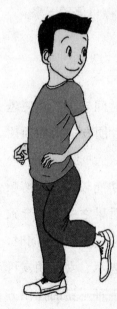

散步是最好的运动疗法，早晨或晚饭后散步不仅能呼吸到新鲜空气，而且可以放松全身的筋骨，促进血液循环，还可以调节情绪，另外，饭后散步还能帮助消化。适度的散步对肌肉和内脏器官，都有锻炼作用。绿色植物组成的世界中清新空气含的负氧离子超出城市 10 倍以上，鸟语花香，青山绿水，对人的神经系统会有良好刺激，使精神放松，情绪开朗，增加心肌营养，提高人体免疫力等。所以，经常到自然景物中呼吸运动，很有益于亚健康状态人的康复。散步的具体作用可表现为以下几点。

1. 增强心脏功能，使心脏跳动慢而有力。坚持定时步行，可以消除心脏缺血症状，降低血压，消除疲劳，缓解心慌、心悸等症状。

2. 增强血管壁弹性，延缓动脉硬化。

3. 增强肌肉力量，强健筋骨，并使关节灵活，促进血液循环和新陈代谢。

4. 增强消化腺的分泌，促进胃肠蠕动，增强食欲，对于防治高血压、糖尿病、肥胖症、习惯性便秘等都有良好作用。

5. 户外空气清新，大脑思维活动变得清晰、灵活，可以有效消除脑力疲劳，提高学习和工作效率。研究显示，每周步行 3 次，每次 1 小时，连续 4 个月者，与不喜欢运动的人相比，前者反应敏锐，视觉、记忆力均占优势。

6. 步行是一种静中有动、动中有静的健身方式，可以缓解神经肌肉紧张。研究显示，当烦躁、焦虑情绪涌上心头时，以轻快的步伐散步 15 分钟左右，即可缓解紧张，稳定情绪。

7. 可减少甘油三酯和胆固醇在血管壁聚积，也能减少血糖转化成甘油三酯，延缓动脉硬化。

8. 能减少人体脂肪的聚积，保持形体美。

9. 能防止血栓形成，减少血管栓塞。

10. 可以强健身体，增强机体免疫力，减少疾病，延年益寿。

瑜伽舒展筋骨，改善亚健康

职业人群最容易出现鼠标手、手机肘、屏幕脸等亚健康综合征，利用闲暇时间可以尝试练习瑜伽，它能舒展全身筋骨，有效减轻亚健康综合征。

❀ 风车式

步骤：

1 自然站立、双手自然垂放在身体两侧，眼睛平视前方。

②双腿分开大约两肩宽的距离，双手放于髋关节处。两眼平视前方。

③吸气，双臂抬高至头顶，手臂伸直，手心相对，脊柱向上伸展。

④呼气，右手落于地面，右手手掌撑地，左臂向上伸展，左手指向天空。头部向后上方转动，眼睛看向左手指间的方向。

⑤保持这个姿势 30 秒，慢慢恢复到初始姿势，开始另一侧的练习。

⑥左右两侧各做 3 次。

功效：

①松弛紧张的腰背部，伸展腿部后侧的肌腱，减轻工作一天后的疲劳感。

②调理神经系统，有良好的减压作用，使人精神愉悦。

✿ 骑马式

步骤：

①自然站立，双腿并拢伸直，双臂放于身体两侧，调整呼吸。

②吸气，右腿向后大迈一步，右脚脚尖蹬地；呼气，双手十指交叉，撑在左膝上，上身和头部向后仰，双腿轻轻向下弹动。保持以上姿势 20～30 秒，将右腿收回至左腿旁，左脚向后大迈一步，做反方向练习。

③左右两侧各做 5 次。

功效：

①增强腿部力量以及膝关节的柔韧性，避免腿部僵硬。

②拉伸腿部肌肉，预防腿部静脉曲张。

✿ 摩天式

步骤：

①站立在垫子上，两脚并拢，双臂向头顶上方伸展，翻转手

掌，掌心朝上。

②吸气，双脚脚跟向上提起，手臂带动上身向上伸展。

③呼气，双脚脚跟慢慢落回垫子上，双臂下垂于身体两侧。当动作熟练以后，可以保持脚尖着地的姿势不断走动。

④重复做6次

功效：

①增强脊柱的柔韧性，防治颈椎病、腰酸背痛等办公室综合征。

②增强消化系统的功能，改善消化不良，消除便秘等症状。

③减少手臂、腰腹部和腿部的多余脂肪。

④重复做4次。

❀ 单腿交换伸展式

步骤：

①坐立在垫子上，双腿并拢向前伸直，弯曲右腿，右脚脚心贴于左腿大腿内侧。

②深深吸气，双手大拇指相扣，双臂向头顶上方伸展，同时向上延伸脊柱。

③呼气，上身缓慢向前倾，额头尽可能贴在小腿上，胸部和腰腹部也尽量贴在腿上，双手抓住双脚脚踝。然后保持以上姿势不动，均匀地呼吸5～6次，慢慢抬起上身，换左腿弯曲进行练习。

功效：

①温和地按摩腰腹部，刺激内分泌腺，促进激素的分泌，防病养颜，延缓衰老。

②促进面部血液循环、柔嫩肌肤，减少面部皱纹，保持肌肤弹性。

骑自行车的好处

尽管现在的代步工具——汽车，已经在广大家庭中应用得越来越多了，然而对于大部分家庭来说，自行车的代步工具的主体地位依然没有动摇。可以说，每个家庭可能没有汽车，然而却不会缺少一辆自行车。自行车在我国来说，是一种很普通又十分便利的交通工具，人们在上下班和郊游的时候都会骑自行车。骑自行车和跑步、游泳一样，是一种能改善心肺功能的耐力性运动。骑自行车的好处有很多：

强化血管

自行车是克服心脏功能毛病的最佳工具之一。世界上有半数以上的人是死于心脏病的，骑单车能通过腿部的运动压缩血液活动，同时强化了微血管组织，这叫附带循环。强化血管可以使你不受年龄的威胁，青春永驻。

减肥，保持迷人身姿

自行车是减肥的工具，根据统计，75 公斤重的人，用中等速度，也就是可以边骑车边聊天的速度，每骑 45 分钟，就可以达到燃烧脂肪减轻体重的目的，但必须天天骑，持之以恒。另外，骑自行车不但可以减肥，还会使你的身段更为匀称迷人。

预防大脑老化

骑自行车是异侧支配运动，两腿交替蹬踏，可以使左、右侧大脑功能同时得以开发，防止大脑早衰及偏废。

骑自行车虽然有很多的好处，可以防止亚健康或者改善亚健康状态，但是在骑行的时候一定要注意姿势，否则非但起不了好的作用，还会导致疾病的发生。

正确的骑车姿势大致为：上身稍向前倾，两臂稍直伸出，肩膀自然放松，双手扶住车把均匀用力；大腿不要向外扭；脚踩在踏板上，全身放松，向上提肛，呼吸缓慢；右（左）脚向下踩时，尽量使脚踝伸直，同时，左（右）脚上抬，脚尖上翘，接着脚跟下蹬。

值得一提的是，一些不正确的骑车姿势确实有损健康。例如，很多人骑车的时候，脚不自觉地向外撇或者向内撇，这样不但会磨损膝盖，而且也会很费力。

当然，除一些不良的骑车习惯会影响健康之外，自行车的座子是影响健康的重要因素。

可以说，影响男性勃起功能的致病"元凶"是车座，而不是姿势。为什么呢？如果车座太高，而骑车的人个子比较矮，这样，不仅造成骑自行车时身体不舒服，动作不协调，而且由于骑车人只能勉强上下左右摇摆地踩，使会阴部与车座不断摩擦。特别是车座前部较高而使骑车人重心靠后，或道路崎岖不平使车子行驶时严重的颠簸，就更容易刺激会阴部，造成前列腺充血、肿胀和损伤。因此，要注意选择和调整车座。

那么怎样才算安全的车座呢？

舒适的车座位置应当呈水平或者略微向下倾斜一点。如果车座向上翘，即使是材质再好的车座也会压迫臀部动脉。最好选择那些比较宽的车座。车座面积大，承受骨盆的力量，不会影响其他部位；车座太硬的，可用泡沫塑料做一个柔软的座套套在车座上，以减少车座对阴部的摩擦力。

倘若您拥有一个安全的车座，您的骑车健康也能有所保障的。

运动前应做热身准备

常听人说，"一不小心把腰闪了""走路时蹾了脚"……这些关节伤常常发生在体位突然转变的情况下。

有的人一觉醒来还好好的，刷牙洗脸后突然直不起腰来了，就是因为经过一夜睡眠身体关节处于僵直状态，突然弯腰刷牙引起了腰关节损伤。运动前不做好准备，关节和骨骼也会面临很多危险。

因运动不当导致的组织与器官解剖结构的破坏与生理功能紊乱，统称为运动损伤，包括韧带和肌腱损伤、骨折、肌肉拉伤、关节损伤，其中以关节损伤最易被忽视。

在进行体育锻炼前做好充分的准备活动，对于体育锻炼者来说是非常重要的。有不少人认为，体育锻炼本身就是身体的运动，做不做准备活动意义不大。

据调查，全球有 3 亿多人受到各类关节疾病的困扰，在我国此类患者估计就超过 1 亿人。而因运动导致的急性关节损伤很容易留下后遗症，为日后的慢性关节病变埋下隐患。人体从静止状态转为运动状态需要一个适应的过程，尤其在一天工作后，全身肌肉处于僵直状态，不做四肢准备活动，突然做大运动量运动，很容易引起踝关节扭伤等急性关节损伤，甚至发生骨折。

在运动之前做好准备活动意义非常重大：可以提高肌肉温度，克服肌肉组织的黏滞性，预防运动损伤的发生。体育锻炼前进行一定强度的准备活动，可使肌肉的黏谢过程加强，肌肉温度升高，这样即可以使肌肉的黏滞性下降（不发僵），还可以增加肌肉、韧带的伸展性和弹性，减少由于肌肉剧烈收缩造成的运动损伤。

可以提高内脏器官的机能水平，以适应身体运动的需要。内脏器官的机能特点是生理惰性较大，适当的准备活动可在一定程度上预先动员内脏器官的机能，使正式锻炼一开始时内脏器官的动能就达到较高水平，这样还可以减轻开始运动时由于内脏器官的不适应所造成的不舒服感觉。

最重要的是调节心理状态，提高神经系统兴奋性。体育锻炼前的准备活动可将锻炼者的心理状态调整到体育锻炼的情景中来，同时接通各运动中枢间的神经联系，使大脑皮层处于最佳的兴奋状态，投身于体育锻炼之中，可达到事半功倍的效果。

运动前要做关节伸展动作，放松肌肉，让血液畅通。不要骤然增加肌肉负荷。长时间不运动时要逐渐增加运动量，一次运动时间不宜超过 2 小时。做关节锻炼不可负重过大，以免加重关节磨损。

做剧烈运动时要选择鞋底厚的运动鞋，或者鞋底有大而深的花纹，减少关节冲击性损伤。运动后不要立即冲冷水澡或吹风扇，冬天在室内运动后不要立即到室外吹冷风，否则会因毛细血管张开突然受冷刺激，诱发关节炎。不要在不平路面或有覆盖物的路面跑步，如被叶子覆盖的道路，或斜面上跑步，以免发生踝扭伤。不要在沙滩上奔跑，此时脚趾容易向各个方向展开，容易造成侧扭伤。

太极拳怎样调理亚健康

太极拳是根据"易经"阴阳之理、中医经络学和道家导引吐纳法综合创造的一套拳术，在中国有着悠久的历史。

太极拳根据拳式特点和风格分为杨式太极拳、陈式太极拳、吴式太极拳、武式太极拳、孙式太极拳和简化太极拳 6 类，由于流派不同，其架式、风格和特点各有不同。太极拳具有动静交融，上下相随、内外协调、神形相济、连绵不断，身步自然运转的特点。动为阳，

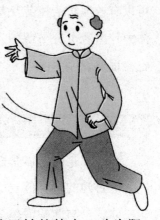

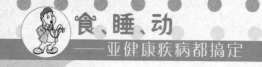
静为阴，动静交融，能使体内阴阳协调，相互增长。上下相随，内外协调，能使人体各种脏器，各种组织协调，不会出现偏盛或偏衰的情况，有益于身心健康。

练习太极拳的好处很多，因为太极拳的每一个动作差不多都是全身运动，可以使身体的每一部分都得到活动。打太极拳要求动作与呼吸自然结合，能增强呼吸肌，增加肺活量；运动量大而不剧烈，能促进血液循环，增强心脏功能，使心脏跳动缓和而有力，改善血液瘀滞，防止动脉硬化；同时促进新陈代谢，加快排出体内代谢废物，促进胃肠蠕动，既能增进食欲，又能消除便秘。打太极拳时要求"心静"，精神内敛，思想集中，这对大脑是良好的训练；动作复杂而又完整的太极拳运动需要大脑进行紧张的工作，这可使中枢神经系统得到良好的训练，加强神经系统对全身各器官、各系统的调节作用，使身体对外界环境适应性加强。

太极拳是最好的运动养生方法之一，对亚健康状态的人诸多症状，如神经衰弱、失眠、情绪不稳、注意力不集中、消化不良、便秘、骨质疏松、肌肉无力、关节活动障碍等都有很好的治疗作用，可以有效地防治疲劳及其他病变。体力较好者可打全套简化太极拳，体力较差者可分节练习。自己可以选用个别动作，反复练习，效果也会很好。

扭秧歌的健身作用有哪些

扭秧歌是国家体育总局推出的大众健身项目之一，是适合中国广大老百姓的科学健身方法，集传统的民族歌舞与时尚的健身元素于一体，参与此项锻炼不仅能够强身健体，还可以陶冶情操、对抗疲劳。

扭秧歌的基本动作是走、摆、扭。健步走本身就是一种非常适合中老年人的有氧运动，而扭秧歌又在走的基础上融入了音乐，加强了节奏感，活跃了步伐，避免了因单调而易产生疲劳。两上肢的"摆"，应使肩关节、肘关节、腕关节均能涉及。摇头晃脑时，胸、背、颈椎等部位的骨骼、肌肉都会得到锻炼。扭秧歌的最大特点在于一个"扭"字。扭秧歌是以腰为轴，肩、臀相配合，随着节奏强烈的器乐，走、摆、扭三种动作有机结合起来，动作十分连贯、流畅、自然，被赞誉为"中华艺术长跑"。扭秧歌的运动量并不是很大，是一种小强度、长时间进行的中等运动量健身活动，是一种典型的有氧运动。

经常进行扭秧歌锻炼可以增强运动系统的功能，促进心血管系统功能的提高，提高呼吸系统功能水平，改善消化系统功能。提高身体素质，提高艺术修养。焕发精神面貌，陶冶高雅情操。扭秧歌是在音乐伴奏下进行的身体练习，人们在欢乐的气氛中进行锻炼，心情愉快，不易疲劳，还可排除精神紧张。

此外，长期扭秧歌还可以延缓中老年妇女雌性激素的衰退进程，从而改善更年期症状。扭秧歌还可以使关节柔韧性和身体平衡协调能力得到有效锻炼。

游泳怎样改善亚健康

游泳是一项增强体质、磨炼意志、有益身心健康的运动，可以显著改善亚健康状态。游泳的具体作用如下：

❀ 防治肥胖病

由于生活水平不断提高，肥胖的人日益增多，使用减肥茶、减肥药，效果并不理想，而积极参加游泳活动可获得理想的减肥效果。

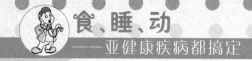
游泳是一项全身性运动，加之水对人体表面的摩擦作用，可以加速全身毛细血管的血液循环，增强新陈代谢，加速脂肪的消耗，促进四肢、胸腹、腰背部肌肉发达，增强内脏器官功能，提高机体抗病能力，使人在轻松愉快中实现减肥、健美的和谐统一。

❀ 防治关节炎

各种类型关节炎患者都适合游泳。游泳时，水会对人体关节产生机械应力，起到良好的按摩作用，使僵硬的关节得到放松。游泳时，膝关节、踝关节等不必像跑步或行走时需要承受支撑身体的重量，从而使各关节得到放松和休息，有助于炎症的消退和关节功能的康复。

❀ 防治哮喘病

游泳池水面附近的空气中几乎没有灰尘和致敏物质，这是哮喘病人最适宜的自然环境。另外，经常游泳可以增加肺活量，改善肺功能，对防治哮喘有益。

❀ 防治静脉曲张

游泳时，下肢在水中不断地屈曲、蹬伸或拍水，可以增强腿部肌肉的张力，使静脉血管得到按摩，促进下肢静脉血液回流，消除瘀血肿胀，从而起到治疗或预防静脉曲张的作用。

❀ 防治失眠或神经衰弱

对于因用脑过度而体力活动不足所致的失眠或神经衰弱，通过游泳锻炼可以收到立竿见影的效果。游泳是一项全身性运动，可以改善和增强大脑神经、血液循环、呼吸、消化和排泄等系统及内脏器官功能，特别是可以调整中枢神经系统兴奋与抑制过程，使之恢复平衡，可以使失眠或神经衰弱患者获得较好的疗效。

运动习惯不好容易患运动脚

运动虽然是件好事，可以增强人体免疫力，调节和改善亚健康状态。但是运动时不注意方式反而会伤害腿和脚，对健康不利。很多人以为，脚气是有害菌感染引起的一种传染病，却忽视了不良的运动习惯同样可以让你患上"运动脚"。

运动脚就是我们常说的脚气，它是一种真菌感染，好发于常做运动、代谢旺盛的男性之中。正常人体内有真菌潜伏，遇到潮热的环境便会大量繁殖，引发疾病。脚部是人体汗腺密集的地方，运动后不及时换鞋，汗液无法蒸发，脚部常湿漉漉的，为霉菌活动和繁殖创造有利条件，所以很容易引起真菌繁殖，引发脚气。运动时运动鞋过紧，将脚部紧紧裹住，或夏天常穿很厚的运动鞋，晚上不好好洗脚，都容易引起脚气。

在公共场合随便穿公用拖鞋，还会因病毒感染而导致一种顽固性脚病——疣的出现。运动中穿颜色很重或不是纯棉的袜子，会因化学物质混合汗液对脚部产生刺激发生接触性皮炎。

我们的脚由 26 块骨头、33 个关节和多条肌腱、肌肉组成，在足底分布着丰富的末梢神经与毛细血管。脚不运动，则体不健。脚部疾病不仅关系到手脚的局部健康，还直接影响我们的生活质量。脚部疾病或局部血液淋巴回流不畅，会对人体的心、脾、胃等器官功能产生重要影响。足底分布着人体器官的重要功能反射区。我们在做脚部按摩时感觉全身放松，器官功能变得活跃，就得益于脚部反射区对循环与代谢的促进作用。脚部长期得不到休息，身体会感觉疲倦。由脚病引起的疼痛、瘙痒，使行走姿态发生改变，还会引起背痛、脊柱损伤、肌肉痉挛等一系列问题。运动后及时将被汗液浸湿的鞋袜换下，不要穿着湿漉漉的鞋出去吃饭或者继续工作，直到

179

睡觉前才给脚部透气。运动中最好穿稍大一点的运动鞋，有利透气。

炎热季节要经常保持鞋内干燥，晚上脱下鞋后放在通风的地方，或使用防潮鞋垫。不要穿人造革的鞋子，这种鞋本身就不透气，会造成汗孔扩张，使病菌乘虚而入，借助汗孔内的湿度与温度大量繁殖。

运动中要选择高棉织的运动袜，这些棉织物能将汗液迅速吸走并蒸发。最好穿浅色或白色运动袜，避免化学性染色剂导致的接触性皮炎。男性在炎热的夏天经常穿皮鞋，脚部容易潮湿，应准备两双皮鞋每天交替穿。

从学会走开始，不良的行走姿态不仅引起脚损伤，还会加重下肢负担。如果让你面对一面镜子走过，你会惊讶地感叹——原来我是这样走的吗？我们的行走姿态早在记事之前就已形成，长期累积的不良姿势将导致脚的慢性损伤。行走中最常见的不良姿势是身体前倾，尤其在快步行走时上身和臀部重心前移，导致下肢负担加重，诱发膝、踝关节磨损与脚损伤。

保护脚健康首先要学习正确的行走姿势，在行走中保持身体轴线与地面垂直，抬头挺胸，不要弓着腰往前冲，这样才能有效缓解脚部压力。外出郊游时不要连续"暴走"时间过长，以免脚部过度磨损。

第九章

用祖国精华——中医调理亚健康

中医能调养好亚健康吗

从中医学角度看，造成亚健康的原因有两点：一是脏腑功能的"虚"；二是经脉通道的"瘀"。当今社会生活节奏加快，信息大量增加，人际交往频繁而又复杂、精神压力增大，会使脏腑功能过度使用和消耗。譬如发怒的时候，首先"心"就有反应，心主神，然后肝主怒，肺主悲。当情绪波动频繁出现时，脏腑应付起来就很吃力了。同时，环境污染对人体的危害也日益加重。这些有害因素结合起来，使脏腑与经脉的自然运转状态遭到破坏，导致亚健康状态。所以，调理亚健康状态可以从"补脏腑之虚，通经脉之瘀"着手，采用多种自然疗法，使人体回归完美的自然平衡状态。

中医调养身体的基本思想是强身防病，强调正气在预防疾病中的作用，防微杜渐治未病，在整体观念及辩证思想的指导下去把握生命和健康，重视心理因素、社会因素对人体健康的影响，把人类、社会和环境有机地联系在一起，正确地认识人类的生命活动和积极地预防疾病，达到强身防病、益寿延年的目的。

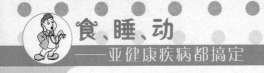

中医调养这种重视身心共调，遵循"天人相应"法则以及崇尚"治未病"的思想，非常契合亚健康人员的康复。中医调养，注重个体差异，顺应自然变化，手段丰富多彩，具有良好的调节机体免疫和内分泌功能，因此，常常能使处于亚健康状态的人们防病于萌芽之中。另外，中医调养重视食养、食补，药性平和，而又辅以按摩、药浴及体育调养等，依从性好，且便于应用，深受广大群众欢迎。

当今，医学模式已从传统的"生物医学模式"向"生物—心理—社会医学模式"转变，这与中医调养历来的主张不谋而合，在现代医学模式的影响下，中医养生保健将会更加重视社会、心理对人的影响，并采取积极主动的调养方法，使人类与自然环境、社会环境处于更加协调的状态。以中医调养为主的中医养生学的思维方式与现代科学发展的思维方式是一致的，所有的养生保健活动都是围绕真正意义上的"健康"二字进行的。中医养生学中丰富的养生保健学术经验及长期被民间继承下来的优良保健习俗备受人们的重视。有效、实用、经济的中医调养方法便于推广普及，其前景非常广阔。

中药如何调理亚健康

中医学认为，亚健康主要可分为气虚、血虚、阴虚等，不同的虚证有不同的中药调理方式。

❈ 气虚

气虚主要有神疲乏力、气短、倦怠等症状，也就是精神不佳，体力不济。可选用的补品为人参，包括西洋参、白参（生晒参）、野山参、红参（朝鲜参、高丽参）等。气虚而稍偏热的，如患高血压、糖尿病、冠心病、慢性肝炎、更年期综合征者，以服用西洋参为宜；单纯气虚者可服用白参（生晒参）；气虚较严重者可服用野山参，因为野山参补气功效显著；反之，气虚偏寒的应服用红参（高丽参）进补，红参有补气温阳功效。

❀ 血虚

相当于现代医学的贫血症，是指经常出现头晕、眼花、面色萎黄、失眠、多梦、月经量过多等。可选用的补品为阿胶、当归等。阿胶就是驴皮胶，有补血、止血功效，用阿胶熬制膏方，可作为妇女补血调经的常用补血药。

❀ 阳虚

是指除了气虚症状外，还有畏寒、怕风、四肢发凉等。可选用的补品为鹿茸。鹿茸的壮阳功能较强，可磨粉或切片浸酒后服用；但阴虚内热者禁忌，否则可能导致出血、烦躁不安等不良反应。

❀ 阴虚

主要表现为五心烦热，面赤升火，口干易怒，性情烦躁，如更年期综合征大多数表现为阴虚。可选用的补品有银耳、石斛（枫斗）等。银耳补肺阴、润肠功效佳，石斛生津止渴功效好。当然，西洋参在补气的同时，也可作为阴虚者的补品。

具有大补作用的人参

相传，有两兄弟上山去打猎，没想到遭遇大雪，只好躲进一个山洞。一天，他们发现一种外形很像人的东西，味道很甜，便挖了许多，每天吃一点。冰雪消融后，两兄弟平安回家了。村里的人见他们不仅活着，还变得又白又胖，就问他们吃了什么。两兄弟把带回的东西给大家看，有个长者笑着说："它长得像

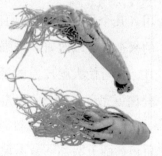

人，你们两兄弟又亏它才得以生还，就叫它'人生'吧!"后来，人们又把"人生"改叫"人参"了。

人参，又名野山参、移山参、生晒参、皮尾参、糖参、红参、石柱参、吉林参、别直参、高丽参等。人参被人们称为"百草之王"，在古代雅称黄精、地精、神草，是闻名遐迩的"东北三宝"之一，也是驰名中外、老幼皆知的名贵药材。多生长于昼夜温差小的山地缓坡或斜坡地的针阔混交林或杂木林中。由于根部肥大，形若纺锤，常有分叉，全貌颇似人的头、手、足和四肢，故称为人参。

人参对亚健康的治疗作用涉及多个方面，一者，人参具有直接治疗的作用；另一方面，人参可以通过对机体整体的调节，如通过提高人体的免疫力，改善内分泌等，提高机体自身调节能力，达到祛除不适症状的效果。其作用主要有以下几点：

1. 人在长时间紧张的脑力劳动后，大脑皮质的兴奋和抵制过程失去平衡，导致神经过程的疲惫性升高。在主观上会出现头晕脑胀等不适感，在宏观上表现为烦燥、记忆力减退、智力迟钝、容易发生差错等。

2. 人参在短时间内就可加强大脑皮质的兴奋和抵制过程，表现为既可以使人的智力活动增强，并可提高工作效率，降低神经的疲惫性，又不影响入睡的容易程度和睡眠深度，并且较长时间小量服用（几个月），这种作用也不会减弱。就是说人参既可以使大脑皮质的兴奋性得以改善，增强兴奋过程的灵活性，降低兴奋过程的疲惫性，又可使大脑皮质的抵制性有所增强，使抑制过程容易集中，且分化更完全，从而使兴奋和抵制趋于平衡。

3. 服用人参及其制剂后，可以明显改善人的记忆和分辨能力，且可以使脑力劳动的效率提高，缓解疲劳。只要掌握合理适量的原则，就可以让我们在生活和工作学习中保持良好的状态，增加竞争能力。

可是有人担心吃人参会上火，所以对待人参非常谨慎。其实，吃人参上不上火，关键在一个量，就像吃盐，每天都需要，但是绝对不能吃多。人参不是一时的"兴奋剂"，而是能使人体质保持平衡和正常状态，对身体各部位健康，发挥促进和调节的作用。人参可以天天都吃一点儿，一般吃1克到3克，这个量不会让人上火。尤其平时疲倦乏力、长期失眠健忘的亚健康人群，可以经常少量地服用人参。人参可嚼，可磨粉、冲茶、泡酒，炖肉、鸡、鱼等。但是也要注意一个事项，那就是体质健壮，平时容易发火烦躁的人，尽量不要服用。此外，有严重慢性病如高血压、肾病，强烈过敏体质及有化脓性发炎的人，需慎服。有热证且正气不虚的人忌服人参。感冒发热、咽喉干燥者，不要服人参。

"补气诸药之最"的黄芪

黄芪，又名绵芪、东北黄芪、北芪、白芪。为豆科植物蒙古黄芪、膜荚黄芪的干燥根，是百姓经常食用的天然药品。黄芪来源于豆科植物黄芪或内蒙黄芪的干燥根。清朝宫内称其为"补气诸药之最"，民间也流传着"常喝黄芪汤，防病保健康"的顺口溜，意思是说经常用黄芪煎汤或用黄芪泡水代茶饮，具有良好的防病保健作用。有些人一遇天气变化就容易感冒，中医称为"表不固"，可用黄芪来固表。具体用黄芪对抗亚健康的原理主要有以下几点。

增强免疫功能

黄芪能显著增加血液白细胞总数，促进中性粒细胞、巨噬细胞的吞噬功能和杀菌能力，还可增强细胞免疫，诱导产生干扰素。因此，易患感冒者经常食用黄芪，可以有效增强抵抗力。

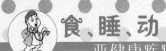
❀ **抗疲劳**

黄芪抗疲劳是通过增强肾上腺皮质功能实现的。

❀ **延缓自然衰老**

黄芪有抗氧化作用，可降低血清中过氧化脂质和肝脏脂褐素含量；还可提升过氧化物歧化酶的活性有效，减少脂质过氧化物对生物膜的损害。

❀ **强心作用**

黄芪可使心肌收缩幅度增大，心输出量增加，对中毒或疲劳衰竭心脏作用更加明显。

❀ **利水消肿**

黄芪对慢性肾炎有较好的治疗作用，能够利尿，消退水肿，减少尿蛋白。

不过，并不是所有的亚健康者都能服用黄芪，也不是任何时候都能服用黄芪。就体质而言，黄芪最适合气虚脾湿的人，这种人往往身体虚胖，肌肉尤其腹部肌肉松软，而身体十分干瘦的人则不宜；从身体状况而言，感冒、月经期不宜服用黄芪。

具有"仙草"之称的灵芝

灵芝，又名赤芝、紫芝、茵灵芝、本灵芝、石灵芝、灵芝草。为多孔菌科真菌紫芝或赤芝的子实体。灵芝自古以来就被认为是吉祥、富贵、美好、长寿的象征，民间传说灵芝有起死回生、长生不老之功效。有"仙草""瑞草"之称，中华传统医学长期以来一直视其为滋补强壮、固本扶正的珍贵中草药。古今药理与临床研究均证明，灵芝确有防病治病、延年益寿之功效，对于一些亚健康症状具有调节治疗作用，具体有以下几点。

抗肿瘤作用

免疫功能低下或失调是肿瘤之所以发生、扩散、转移及较难根治的重要原因。灵芝是最佳免疫功能调节剂和激活剂，可显著增强机体免疫功能，增强防癌抗癌能力。灵芝对人体几乎没有任何毒副作用，而作为免疫活化剂，恰恰是许多肿瘤化疗药物和其他免疫促进剂都不具有的。

保肝解毒作用

灵芝对多种因素引起的肝功能损伤有保护作用。无论在肝功能损害发生前还是发生后，服用灵芝都可保护肝脏，减轻肝功能损伤。尤其是对慢性肝炎，灵芝可消除乏力、恶心、肝区不适等症状，并有效改善肝功能。所以，灵芝适用于治疗慢性肝炎、肝硬化、肝功能障碍。

对心血管系统的作用

灵芝可有效扩张冠状动脉，增加冠状动脉血流量，改善心肌微循环，增加心肌氧和能量供给，对心肌缺血具有保护作用，适用于冠心病、心绞痛的治疗和预防。灵芝可明显降低血清胆固醇、脂蛋白和甘油三酯水平，预防动脉硬化；对于粥样硬化斑块已经形成者，可减少动脉壁胆固醇沉积、软化血管，防止发生进一步损伤；还可改善局部微循环，阻止血小板聚集，这对于防治中风具有良好作用。

抗衰老作用

灵芝所含的多糖、多肽等有明显延缓衰老功效。这是由于灵芝可促进和调整免疫功能，增强机体抗病能力；调节代谢平衡，促进核酸和蛋白质合成；显著清除机体产生的自由基，阻止自由基对机体的损伤，防止脂质过氧化，保护细胞，延缓衰老；灵芝多糖还能显著促进细胞核内 DNA 合成，并可增加细胞分裂代数，从而延缓机体衰老。

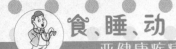
❀ 抗神经衰弱作用

中医学早就将灵芝用于治疗神经衰弱、失眠。研究表明，服用灵芝10～15天后即可显示明显疗效，表现为睡眠改善，心悸、头痛、头晕减轻或消失，精神振奋，记忆力增强。所以，灵芝对于中枢神经系统有较强的调节作用，具有镇静安神功效，是神经衰弱、失眠患者的必备佳品，在国家药典中，灵芝被列为安眠宁神中药。

总之，处于"亚健康"状态的人必须考虑保健，避免健康进一步恶化，导致疾病。食用灵芝可以有效调节身体平衡。根据个人体质的不同，酌情服用灵芝，通过灵芝的稳态调节作用，提高人体对内外环境变化的适应能力，增强体质、提高抵御疾病的能力，延缓衰老。

经穴按摩可以改善亚健康吗

防治亚健康状态是阻止疾病发生的手段之一，也是中医学"治未病"的重要体现。按摩人体经穴可起到防病、治病、健身益寿功效，在中国有着悠久的历史，几千年前就受到中医学的高度重视。如《黄帝内经》指出："按摩勿释，着针勿斥，移气于不足，神气乃得复。"按摩可对身体的阴阳失调进行调整，使机体经常处于"阴平阳秘，精神乃治"的健康状态。经穴按摩防治疾病的机制有以下几个。

❀ 疏通经络

经络是人体气血运行的通路，内属脏腑，外连肢节，通达表里，贯穿上下，像网络一样分布于全身，将人体各部分联系成一个统一的、协调而稳定的有机整体。经穴按摩能够调整经络之间的表里变化，以及阴经和阳经的寒热差别。中医学认为，亚健康状态的实证,就是人们由于工作紧张,身体、气血、经络失去自然的运行状态。也就是说,当经络的生理功能发生障碍,就会导致气血失调,百病则由此而生。经穴按摩具有疏通经络的作用,当按摩手法作用于体表穴位时,就能引起局部经络反应,主要表现为激发和调整经气的作用,并通过经络途径影响所连属脏腑的功能活动,从而调节机体的生理、病理状态,达到治疗效果。从现代医学角度看,按摩主要是通过刺激末梢神经,促进血液、淋巴循环及组织之间的代谢过程,以协调各组织、器官的功能,提高机体新陈代谢水平。

❀ 调和气血

中医学认为,气血是构成人体的基本物质,是脏腑、经络、组织器官进行生理活动的基础,人体组织需要气血供养和调节,才能发挥正常功能。气血周流全身、运行不息,不断进行新陈代谢,促进人体生长发育,维持正常生理活动。《素问·调经论篇》指出:"血气不和,百病乃变化而生。"经穴按摩就是以柔软、轻和之力,循经络、按穴位,施术于人体,通过经络的传导来调节全身,借以调和营卫气血,促进五脏精气反应,增进身体健康。现代医学认为,按摩手法的机械性刺激,转化为热能的综合作用,以提高局部组织的温度,促使毛细血管扩张,改善血液和淋巴循环,使血液黏稠度下降,周围血管阻力下降,减轻心脏负担,防治心血管疾病。

❀ 增强机体免疫力

疾病的发生、发展及其转归的全过程,是正气与邪气相互斗争、盛衰消长的过程。"正气存内,邪不可干",只要机体有充分的抗病能力,致病因素就不能使机体发病;"邪之所凑,其气必虚",之所以发生亚健康状态,是由于机体的抗病能力处于相对劣势,邪气乘虚而入的结果。实践表明，经穴按摩能增强人体抗病能力，具有扶正祛邪作用，其一是通过刺激穴位、经络，直接激发、增强机体的抗病能力；其二是通过疏通经络，调和气血，有利于正气发挥其固有的作用；其三是通过调整脏腑功能，使机体处于最佳功能状态，调动所有的抗病手段和积极因素，一致对抗邪气。

经穴按摩是中医学的宝贵遗产，是调理亚健康状态和防治疾病的一种重要手段。

按摩调理亚健康的方法

都市人工作紧张压力大，失眠、腰痛、颈椎病等疾患日益增多，威胁着人们的健康。如何祛解？不妨从自我按摩开始。

自我按摩，是指通过自己的双手，运用推、拿、摩、按、揉、捶等简单手法在自身体表经穴与特定部位进行推拿，刺激人体的皮肤、肌肉、关节神经、血管以及淋巴等处，促进局部的血液循环，改善新陈代谢，从而促进机体的自然抗病能力，促进炎症渗出的吸收，缓解肌肉的痉挛和疼痛。

自我按摩能够舒筋通络、活血散瘀、消肿止痛，从而达到保健、养生及治疗疾病的目的。所以最常用于伤科疾病和各种病症。

自我按摩要根据自身的具体情况，准确地选择好经穴与部位，认真操作，循序渐进，持之以恒地进行，就能取得理想的效果。

自我按摩需要掌握的手法。

按：用手指或手掌在皮肤或穴位上有节奏地按压。

摩：用手指或手掌在皮肤或穴位上进行柔和的摩擦。

推：用手指或手掌向前、向上或向外推挤皮肤肌肉。

拿：用一手或两手拿住皮肤、肌肉或盘膜，向上捏起，随后又放下。

揉：用手指或手掌在皮肤或穴上进行旋转活动。

搓：用单手或双手搓擦肢体。

掐：用手指使劲压穴位。

点：用单指使劲点按穴位。

叩：用掌或拳叩打肢体。

在自我按摩时，要求思想集中，心平气和，意念随手而行，达到"意"、"气"、"行"相结合。自我按摩可以对付下列一些常见亚健康症状。

❀ 视疲劳

视疲劳大多由于不正确使用视力、如长时间近距离视物，或在光线暗的情况下看书，造成视力过度疲劳，眼内睫状肌痉挛及充血。推拿相应部位，能解除眼肌疲劳。

具体方法：

熨眼，用双手掌相互摩擦至热后，再置于眼部，重复10至20次。

刮眼眶，拇指按于两侧太阳穴上，其余四指屈成弓状，以食指第二指节内侧面由内而外、先上后下轮刮眼眶，感觉酸胀为宜。

❀ 头痛

头痛可见于各种急慢性疾病过程中，发生的原因较复杂。推拿对偏头痛、神经性头痛、高血压头痛等有较好的效果。

具体方法：

分推前额，以食、中、无名指指面，自眉间向前额两侧抹，30次左右。

双手十指微屈，以十指端自前发际向脑后梳理30遍。

双手十指展开，叩打头部20次，用力适中。

❀ 失眠

对器质性病变引起的失眠要积极治疗原发病；对非器质性失眠，早期采用自我按摩进行调节，具有安神宁志之功，有助于病情的恢复。

具体方法：

仰卧床上，分推前额。

摩腹，用手掌大鱼际或掌根处按摩胃脘部，以舒适为度，约5分钟。

按揉足三里、三阴交穴。

用左（右）手掌小鱼际侧擦右（左）足掌心涌泉穴，擦至发热。

做深呼吸运动20至30次，全身放松。

此外，自我按摩也可以治疗一些特殊的疾病，如哮喘病。

用干布按摩身体皮肤，使血管扩张，身体产生暖和的效果。按摩所用的布以丝绸最佳，棉布次之，化纤织物最差。因为丝绸不仅柔软，还不会引起接触性皮炎。按摩的部位在第二、三肋之间和第八、九肋之间共四处，前者为吸肌所在位置，后者为呼肌所处的地方。

按摩的强度为使皮肤略微发红即可。在哮喘发作时，用干布按摩呼吸肌所在位置的皮肤100次左右，可产生很好的平喘效果，尤其对过敏性哮喘的小孩更适宜。

自我按摩虽然能帮助人们调理身体健康，达到养生的目的，但并不是所有人都适合采取这种方法，其中有这么几种情况的人不适合进行自我按摩：患有流感、乙脑、脑膜炎、内喉、痢疾以及其他急性传染病的患者。

急性炎症，如急性化脓性扁桃体炎、肺炎、急性阑尾炎、蜂窝组织炎患者。

某些慢性炎症如四肢关节结核、脊椎结核、骨髓炎。

有严重心脏病、肝脏病、肾脏病及肺病的人。

恶性肿瘤、恶性贫血、久病体弱而极度消瘦虚弱的人。

血小板减少性紫癜或过敏性紫癜的患者。

大面积的皮肤病病人或患溃疡性皮炎的患者。

如果不考虑上述这些因素，那么很有可能会给自己带来致命的恶果，也就谈不上保养身体了！

颈椎疼痛的按摩方法

推拿按摩是我国传统医学中一种优秀的治疗保健方法，广泛应用于各种疾病的治疗及预防保健，在颈椎病中应用也较常见。颈椎疼痛的患者甚至可以通过让家人或自己掌握一些按摩技巧，平时施行一些自我按摩，起到缓解疼痛的作用，以下介绍几种常用推拿按摩手法。

❀ 抚摩颈肌

用手掌抚摩或按摩颈项、肩背部的肌肉20~50次，以后部发热舒适为度。抚摩时，用力不要太大，动作由轻及重，由小到大，快慢结合。

❀ 按揉颈肌

患者取坐位，治疗者左手扶住其头部并予以固定；右手拇指和食、中两指分别位于颈椎两侧肌肉隆起之处，自上而下，由轻及重进行按摩揉捏，边按揉，边下移，重复动作5~10次。此法可疏通经络，解除痉挛，增加颈椎的活动度。

❀ 按揉风池穴

用单手或双手的拇指对准风池穴（位于头后部，枕骨之下，项部肌肉隆起外线的凹陷处）进行按摩揉捏。手法为轻按重揉，范围由小及大，重复动作20~30次，按揉后，患者有颈后及头后部酸胀感。

✿ 点按肩井穴

患者坐位（年老体弱者可用俯卧位），医生以拇指端点压肩井穴 10～20 次（肩井穴位于肩部，第 7 颈椎棘突与肩膀上凹陷之连线中点），可单侧点按，或双侧同时点按，也可边点按边揉。用力由小及大，以患者能忍受为度。

✿ 拿颈项肌

患者取坐位（或侧卧位），医生以拇指和食、中两指拿其两侧的颈项肌，自上而下均匀用力，动作一张一弛，反复 20～30 次，力求深达肌肉。

✿ 后背推拿

患者俯卧位，医者位于其头顶部，双手平放，拇指位于肩胛骨内缘，自上而下反复推摩 20～30 次，拇指用力使其深达肩胛内。此法也可用于治疗颈肩酸胀不适，有活血化瘀、祛风除湿、通络止痛之功效。

腰酸背痛的按摩方法

流行病学调查结果，慢性腰背痛与一些易引起腰背肌疲劳的工作（长时间的固定工作姿势、重体力劳动等）有明显的相关性，这提示腰背肌长时间疲劳是腰背痛发生的高危因素。对于疲劳引起的腰背痛可以采取按摩治疗。

✿ 摩肾堂

两手掌或拳背紧贴在背后脊柱两侧，由两手尽可能摸到的最高位置开始，然后向下摩擦，经肾俞直至尾骨，做 30 次。在背部、肩胛骨及肩关节等处进行运动、扭转，能散一身诸证。腰为肾之府，足少阴之别贯腰，足太阳之直抵腰，督脉夹脊抵腰，足阳明之筋循助属脊，足太阳之筋者着背，因之背部腰部，尤其对肾俞、命门、尾间等穴的刺激，可以散发津液，下通水液，具有滋阴润燥、泻热消火，培养下元之功效。

✿ 拿下肢

用一手或两手捏拿大腿至踝部，往返 10 次，左右轮换，一日 2～3次。有防治肌肉萎缩，减轻疼痛，疏通经络的作用。患者如伴有下肢疼痛时，活动负重减少，肌肉可能出现失用性萎缩，时常捏拿可有效地预防，并可刺激周围神经，促进损伤神经的恢复。

✿ 通经络

患者在患侧下肢循经按压委中、承山、昆仑、足三里、梁丘、血海等下肢穴位，以疏通经络、减轻疼痛。

✿ 洒腿

直立，提起左腿，向前洒动如踢球状 30 次，左右轮换，可防治髋、膝、踝小腿关节酸痛。

患者行自我推拿时，可不必拘时间、次数，动作要轻柔、缓和。幅度因人而异，不宜过猛。患者要注意保暖及保证充足的休息。

排便困难的按摩方法

大家都知道，排便困难调治的最好方法是饮食，可是除了这个以外，还有一些其他改善排便困难的有效方法，其中一个就是按摩，通过按摩可以摆脱排便困难的困扰。

1. 掌揉天枢穴、大横穴（天枢穴距脐中 2 寸，大横穴距脐中 4 寸）：两手手掌置于中腹，两手中指正对脐中，稍微用力，按顺时针方向揉动，以腹内有热感为佳。

2. 点揉腹结穴（位于下腹部，大横穴下 1～3 寸，距前中线 4

寸）：两手拇指指腹按压同侧腹结穴，稍加压力，以出现酸胀感为佳，然后按顺时针方向点揉1分钟，之后再用一手拇指点揉气海穴，力度与点揉腹结穴相同，点揉1分钟。

3. 点揉合谷穴：用一手大拇指指腹按住合谷穴，力度要轻柔，以有酸胀感为宜，两侧交替进行，每侧点揉1分钟。合谷穴是全身四大保健穴之一，也是清热止痛良穴。按摩此穴，可以减轻因排便困难引起的头晕、饮食不振、情绪烦躁、黄褐斑、痤疮和腹痛等。

4. 点揉尺泽穴、曲池穴：用一手大拇指指腹按住尺泽穴（位于肘横纹中，肱二头肌肌腱桡侧凹陷处），用适当力度揉动，以有酸胀感为宜，交替按摩，每侧1分钟。点揉曲池穴的方法相同。这两个穴位是治疗排便困难的重要穴位，尺泽穴为肺经穴位，曲池穴为大肠经穴位，点揉二穴，可以有效促进大便排出，效果显著。

5. 抹任脉（两乳头之间中点至脐下一横掌处，小腹的中点连线）：仰卧或端坐在床上，用左手或右手拇指，从膻中穴（两乳头连线的中点）沿任脉（即腹部正中），抹至中极穴，方向始终由上向下，共20次，力度不可过大，但是要紧贴皮肤。

6. 顺时针摩揉全腹：一手手掌重叠于另一手手背上，扣在脐上，稍微用力，按顺时针方向摩揉全腹，力度要渗透进腹腔，令肠道能跟随手掌在腹腔中震动，从而促进肠道蠕动。必须按顺时针方向摩揉全腹，如果摩揉方向相反，就会适得其反。

刮痧改善亚健康状态

早在明代时期，医学家张凤逵曾在《伤暑全书》中对于"痧症"这个病的病因、症状做了具体的描述。他认为，毒邪由皮毛而入，可以阻塞人体的脉络，阻塞气血，使气血流通不畅；毒邪由口鼻吸入时，就会阻塞脉络，使脉络的气血不通。

这些毒邪越深，郁积得越厉害，发病就越严重，对此，即可采用刮痧放血的办法来治疗。具体来说，刮痧对于人体可以发挥以下3个作用。

❀ 促进代谢，排出毒素

人体每天都不停地进行着新陈代谢的活动，代谢过程中产生的废物要及时排出体外。刮痧能及时将体内代谢的"垃圾"刮拭到身体表面，沉积到皮下的毛孔，使体内的血流畅通，恢复自然的代谢活力。

❀ 舒筋通络

如今，越来越多的年轻女性受到颈椎病、肩胛炎、腰背酸痛的困扰。这主要是因为体内的组织像关节囊、韧带、筋膜等受到损伤时，肌肉会处于紧张、收缩甚至痉挛状态，以至于出现疼痛的症状。而刮痧可以帮助舒筋通络、消除疼痛，也有利于病情的缓解和恢复。

❀ 调整阴阳

在中医中，一直都强调人体内的阴阳平衡关系，而刮痧则对身体的阴阳有双向的调节作用，进而达到改善和调节脏腑功能。

刮痧并不难学，刮痧不像针灸，对穴位的点要求非常精确，所以针灸必须由专业医务人员来操作，而刮痧则可以学习后自己操作。

过去刮痧的工具比较简陋，比如钱币、汤勺等，只要是边缘光滑的瓷器，都可以拿来刮痧，以往通常只是蘸点水或香油做润滑剂。如今的刮痧工具也非常简单，即使没有专业的刮痧器具，也可以用边缘比较圆滑的东西如梳子、搪瓷杯盖子等来代替器具。

当然，如果长期使用或作为治疗工具，最好还是选用天然水牛角制作的刮痧板。这种刮痧板不仅对肌体无毒性刺激和不良化学反应，而且水牛角本身就是一种具有发散行气、活血和润养作用的中药。

不过，需要提醒的是，为了防止器具划破皮肤，在刮痧之前，最好在皮肤表面涂上一层润滑剂，无论是香油还是色拉油等都可以临时利用。如果条件许可，最好采用专业的"刮痧活血剂"。它是采用天然植物油，加十几种天然中药，经高科技的方法提炼、加工制成的刮痧油，具有清热解毒、活血化淤、开泄毛孔、疏通经络、消炎止痛等作用。

刮痧可改善失眠症状

失眠是指脏腑功能紊乱，气血亏虚，阴阳失调，导致不能获得正常睡眠的病症。主要表现为轻者入睡困难，或不能熟睡，睡后易醒，醒后不易再入睡，重者彻夜难眠。

失眠大多属于功能失常，无器质性病变，是亚健康常见的一种症状。在临床上可分为实证和虚证两类。实证表现为失眠、急躁易怒、口苦；虚证表现为失眠、健忘、头晕、乏力、心烦。

刮痧对防治失眠安全有效，只要长期坚持刮痧，必能收到满意的效果。具体操作为：

❀ 刮拭头颈部

1️⃣用双刮痧板自额头中部分别向左、右两侧发际头维穴方向刮拭，用轻手法刮拭10～20次，再用刮痧板角点压按揉神庭穴、头维穴、印堂穴、鱼腰穴等穴位。

2️⃣自太阳穴绕至耳上，再向头侧后部乳突和风池穴方向刮拭，每侧刮拭10～20次。

③以百会穴为起点，分别向四神聪穴方向刮拭，每一方向刮拭10~20次。

④用刮痧板角点压、按揉风池穴、安眠穴等。

❀ 刮拭背部

①用直线刮法，刮拭脊柱正中线督脉循行区域，从大椎穴刮至太阳穴，刮拭10~20次。

②用直线刮法，刮拭大杼穴至膈俞穴，每侧刮拭20~30次，以出痧为宜。

③刮拭神道穴、心俞穴。

❀ 刮拭四肢

①用直线刮法，刮拭前臂内侧心经循行区域，每侧刮拭10~20次，重点刮拭神门穴。

②用直线刮法，刮拭小腿内侧脾经循行区域，从阴陵泉穴刮至三阴交穴，每侧刮拭10~20次，再用刮痧板角点压、按揉三阴交穴。

刮痧可改善食欲不振症状

食欲不振是亚健康人群经常出现的症状，是指没有明显饥饿感，没有进食欲望，或者即使进食少量食物也会觉得食而无味。刮痧可以改善食欲不振。具体步骤如下：

❀ 刮剑突下及脐旁

取仰卧位，首先用手按揉腹部，消除紧张情绪。用直线刮法，刮拭任脉，自上脘穴向下刮至中脘穴、下脘穴，刮拭15~20次。同时用边刮法，刮拭任脉两侧脾经、肾经，自肋弓缘下，自上向下刮至天枢穴下，每侧刮拭15~20次。然后用摩擦法或按揉法，按顺时

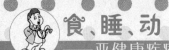
针方向绕脐刮拭 5 ~ 10 次。

❀ 刮背部

取俯卧位，用直线刮法，刮拭背部脊柱两侧，每侧刮拭 20 ~ 30 次。亦可于刮痧后行走罐疗法，以促进消化功能。

❀ 刮下肢

取仰卧位，用直线刮法，刮拭小腿外侧胃经、胆经循行区域，足三里穴、阳陵泉穴对胃肠消化功能具有双向调节作用，可用重手法加强刺激，每穴刮拭 15 ~ 20 次。

第十章

减轻压力，给亚健康心理放个假

心理健康才是真健康

心理健康是指在心理、智能以及感情上，在与他人的心理健康不相矛盾的范围内，把个人的心境发展成最好的状态。

我们在说健康的时候，不仅仅指的是身体上的健康，还有心理的健康。心理的健康程度虽然不像身体健康那样容易被察觉，但是却是至关重要的。一个不具备健康心理的人即使创造了财富和事业，也不能称之为成功的人，更不会成为别人学习的榜样。

健康的心理应该是正确地了解自己与他人的关系，能够自我评价，清楚自己的生活目标，做到言行一致，并且经常保持开朗、乐观、愉快、满足的心境，同时也能控制自己的情绪，能积极地适应和改变现状，能够以宽容和理解的态度与人相处。怎样才能拥有健康的心理状态呢？

首先一点就是要在痛苦中学会坚强。具体说来就是，我们应该学会如何勇敢地正视压力。人生在世，压力、困难和挫折都是无法回避的。因此，遇到压力没有必要发牢骚，抱怨命运的不公，因为每个人都和你一样可能遇到这样那样的压力和不幸。从这个角度讲，命运很公平。

压力之所以长期存在，就在于人们把这种不安的感受太当回事了。事实上，越是在乎就会越难受。正确对待压力的态度应该一分为二，要看到压力背后积极的意义。只有这样才能激发个人的生命活力，增长人生经验，从而使自己变得更加成熟。

当然，因为个人的能力毕竟有限，当压力过大、个人一时无法承受时，不妨抱着一种宽容的态度，坚信任何压力与困难都只是暂时的，一切都会过去。生活许多的不如意，大多源自于比较。一味地、盲目地和别人比，造成了心理上的不平衡，而失衡的心理往往使人处于一种极度不安的焦躁、矛盾、激愤之中，使人牢骚满腔，思想压力过大，甚至不思进取。表现在工作上就是得过且过，更有甚者会铤而走险，玩火自焚。当被失衡心理困扰时，采取积极的措施予以化解，或者寻求朋友的帮助，都是可行的。不要怕给朋友增添麻烦，因为真正的朋友在心烦意乱的时候，也会找你帮忙的。

俗话说："人比人，气死人。"学会正确地比较才不会造成心理失衡。首先要懂得寻找合适的比较对象。总与比自己强的人比，总拿自己的弱点与别人的优点比，当然会感到郁闷。和差自己很多的人比较，又没有任何意义。所有真正的比较是和自己比，看自己的究竟是进步了，还是倒退了，对进步或退步的程度，都要做到心中有数。或者把和自己处于同一起跑线上的人当做比较对象，这样的比较更直观，也相对公平一些。只要学会了正确的比较方式，选准了对象，那么生活必定会少一些烦恼，多一些欢乐。

还有一点就是自己的生活自己做主。任何时候都不要忘记，命运的主宰是自己，树立正确的世界观、人生观，经常思考、检查自己的所作所为，自重、自省才能享受真正美好的人生。生活是美好的，虽然有时候会和人开个玩笑，让人跌上一跤，但当你爬起来的时候，你会知道下次在哪里要注意，不能再摔跤。

烦闷抑郁不得其解的时候，不妨到外面走走。外面也许正在下着淅淅沥沥的小雨，也许是晴空万里，但不管哪种天气都是自然给予我们的馈赠，细心观察都会收获一种美妙的心情。你的心灵会慢慢趋于平静，快乐也会在不经意间涌上心头。

综上所述，健康的心理源于健康的习惯，健康的习惯能够帮助我们把个人的心境发展成为最好的状态。积极面对，用心理解，尽情发泄，所有的一切都为健康服务。

压力引发心理亚健康

早在 20 世纪 70 年代的时候，欧美一些未来学家曾经预言："当人类跨入 21 世纪时，每周的工作时间将压缩到 36 小时，人们将会有更多的时间提升自我，享受休闲娱乐。"但历史的脚步真的迈入 21 世纪时，人们却惊讶地发现，相当多的人每周工作时间在无限延伸，甚至超过了 72 小时，大多数人都活在压力当中，而且越来越严重，而这些每周工作时间在不断延伸的人们却是愈加发奋苦苦地"提升"自我，不断给自己加压。

现在社会的变革与激烈竞争，各种矛盾、利益冲突，超常的压力带来的身体紧张状态，个人要求过高带来的心理压力，无节制地享受物质生活，生活无规律、熬夜、吸烟、酗酒、缺少运动等不良的生活方式，饮食不均衡带来的"营养代谢紊乱"加剧，自然环境遭到严重破坏，人的生活环境受到污染，生存条件恶化……这一切，使现代人尤其是白领阶层面临着亚健康的威胁。世界卫生组织最近一项全球性调查结果表明，全世界真正健康的人仅占5%，患病的也只占20%，而75%的人处于亚健康状态，这大多是压力惹的祸。

而亚健康状态人群中，心理亚健康者又占了很大一部分，每年都会有很多人因为承受不住心理压力而选择自杀。因此，心理健康受到了人们的重视。身体与心理，物质与精神，个人与家庭、社会的均衡协调发展是健康的基本内涵。然而，由于现代人才市场的竞争激烈，人人都在为一份工作而拼搏，人们大多存在不同程度的心理压力。这导致了现代职场人士的身体恶化，心理疲劳，可以说，由于工作压力带来的亚健康问题正成为现代职场人的隐忧。

作为职场中的一员，你的心理是否处在一个亚健康的状态呢？下面我们就来看一看心理亚健康的表现症状吧！

表现一　萎靡不振，对什么都缺乏兴趣，经常提不起精神。

表现二　闷闷不乐，郁郁寡欢，好像有心事，又想不出具体的心事。

表现三　心理压力很大，心理上长期无法解脱。

表现四　有些紧张和不适应，无所适从。

表现五　没有目标，或感觉目标很遥远，得过且过。

表现六　迷恋不该迷恋的东西，不能自拔。不能主导自己，不能控制自己。

表现七　莫名地发脾气或心情不好。

表现八　不讲道理，随着自己的情绪做事，经常因此与别人发生摩擦。

这些亚健康问题正困扰着人们，尤其是职场上打拼的一族，它影响着人们的生命质量、工作质量、家庭生活和人际关系。亚健康问题集中出现在职场成功人士身上，包括政府各级领导、工商界高层管理者及高级专业技术人士身上，他们承担的任务重，压力也大，亚健康可谓是随时潜伏的一颗定时炸弹，你必须及时发现它。

当心焦虑引发心理亚健康

焦虑已经是现代人生活中的一部分了。可是很多人在焦虑情绪产生时，往往不晓得自己正处在焦虑的状态！

很多人都在说："唉，生活充满压力！"

孩子说："读书上学真有压力！明天公布考试成绩，我今晚一定睡不好！"

母亲说："看着孩子的功课一天比一天退步，我不知该怎么办才好！"

父亲说："最近业绩不好，回到公司都感到战战兢兢！"

一个人心中感到焦虑，意味着他有压力了。

焦虑是人处在压力底下一种生理及情绪上的不愉快、不舒服的感觉。

焦虑是一种复杂的心理，它始于对某种事物的热烈期盼，形成于担心失去这些期待、希望。焦虑不只停留于内心活动，如烦躁、压抑、愁苦，还常外显为行为方式，表现为不能集中精神于工作、坐立不安、失眠或梦中惊醒等。

如果一个人久陷焦虑情绪而不能自拔，内心便常常会被不安、恐惧、烦恼等体验所累，行为上就会出现退避、消沉、冷漠等情况。而且由于愿望的受阻，常常会懊悔、自我谴责，久而久之，便会导致精神变态，这便是焦虑症。

人的一生"不如意之事常有八九"，总有失意与困惑的时候。事业的挫折、家庭的矛盾、人际关系的冲突等都是经常会碰到的，如不注意调剂疏泄，会导致内心矛盾冲突，使自己陷入抑郁、焦虑、悲痛等心理困境之中，对身心健康危害极大。

有些焦虑症患者常常会担心事业会失败，担心随时可能降临在自己头上的下岗，担心失恋，担心交通事故，担心自己会生癌症或别的什么重病，担心无购房能力将来会涨价更买不起……这种焦虑的特征是，常常觉得生活周围危机四伏，且认为自己没有能力解决这些难题；或者自认不受欢迎，或猜想有人会加害。当他陷于焦虑沉思之时，便会出现心悸、不安、胃绞痛、慌乱而手足无措，无所适从。

不仅如此，焦虑症还可派生出罪恶感和无用感。这种罪恶感不是做错事、做坏事的犯罪，而是罪由心生，为自己杜撰和假想许多的罪行，又觉得自己无用，对人对事常抱有疑虑态度，判定别人不信任自己，常因失望而生愤怒，并迁怒于人，即心理学所称的敌意。

无用感是罪恶感的变种，罪恶感将厌恶外化；无用感则将厌恶内化（指向自己的内心）认为自己一无是处，自卑、羞怯、内疚、自责，认为自己的躯体、外观、长相无可取之处，不可能让人喜欢，即使工作有成绩也认为是碰上好运。无用感主要是源于社会变化和竞争过分剧烈所带来的内心恐惧。有竞争就会有失败；有变化就会有落伍，这些可怕的结果长期停留便会造成心灵疾患，并诱发心脏病、癌症。

人之所以会焦虑，会担心会害怕，是因为在潜意识中都渴望过一种自由自在、无忧无虑的生活，在面对可能发生的事件（当然指的是消极的）或克服此事件产生的后果时缺乏信心，潜在的不自信使自己的思想、行为、情绪造成一种紊乱，肌肉不由自主地战栗。

在这种情况下，不仅注意力无法集中，情绪失控，而且记忆会严重丧失。每个人都知道什么是焦虑：在你面临一次重要的考试以前，在你第一次约会之前，在你的老板大发脾气的时候，在你知道孩子得了某种疾病的时候，你都会感到焦虑。焦虑并不是坏事，焦虑往往能够促使你鼓起力量，去应付即将发生的危机。焦虑是有积极意义的。

但是，如果有太多的焦虑，这种有积极意义的情绪就会起到相反的作用。会妨碍你去应对、处理面前的危机，甚至妨碍你的日常生活。如果你得了焦虑症，你可能在大多数时候，没有什么明确的原因就会感到焦虑；你会觉得你的焦虑是如此妨碍你的生活，事实上你什么都干不了。

心理上长期处于焦虑状态之中，就有可能导致生理和心理上的疾病。因此，我们一定要警惕焦虑的到来。

哪些因素易致上班族心理亚健康

职场人士往往被高强度的工作、生活压力所困，竞争激烈、长期处于高度紧张的状态下，且常常得不到及时的调理，久而久之便会产生焦虑、抑郁等症状，重则诱发心理障碍或精神疾病。分析总结主要由以下几种原因组成：

1. 急功近利的心理倾向如升职、买房后易患抑郁症。有些人对事业的追求有急功近利的倾向，往往经不起失败的打击。由于他们自己主观上对成功的期望很高，但是由于一些客观的原因遭受失败，当然就容易失望、失落。也有些人因急于求成而拼命工作，不断自我加压，总是苛求自己，结果常常因心有余而力不足导致失败，诱发抑郁症、自闭症等心理障碍。

2. 生活经济负担加重心理压力。要由收入与支出产生严重差额的职场人群及下岗职工组成。因为经济原因导致家庭破裂、自卑、自责心理，引起一些心理上的落差和心理问题的发生。

3. 难以适应社会发展。现代社会飞速发展、瞬息万变，有些人却因种种原因而难以适应。这种不适应包括很多方面：对社会的不公平现象看不惯，又因自己无力改变而郁闷、烦躁；对单位的分配不均看不惯，为自己的报酬偏低而愤愤不平；因信仰的苍白而产生失落感、无归属感；因个人技能与现代化的差距而焦急、无奈等。上述这些可导致产生"心病"。

4. 投资受损后无法承受。由于股市、期货市场的放开，人们的投资意识不断增强，但当长期的投入没有得到期望的回报或资本严重亏损时，难免造成人们心理失衡。强烈的挫败感、情绪的剧烈波动、巨额资金的流失，极可能摧垮一个人的心理防线，有的人甚至因此而轻生。

竞争中应保持怎样的心理状态

竞争可以克服惰性，竞争让人们满怀希望，促进社会的进步和发展。这是一种健康的心理。但竞争也容易使人在长期的紧张生活中产生焦虑，出现身心疲劳问题。尤其是失败者，由于主观愿望与客观满足之间出现巨大差距，加上有的人心理素质本来就存在不稳定因素，则会引起他们消沉、精神变态，甚至出现犯罪或自杀。

因此，在竞争中保持健康的心理状态，对我们有非常重要的作用。

❀ 竞争中容不得妒忌

在赛跑中，妒忌表现为使绊子摔倒实力比自己强的人，不让对手超过自己，这种犯规动作既妨害了强者取胜，对自己也绝无好处。在现实生活中，确实有些人能力较差却受到重用，令人气愤和妒忌，但是应该看到，社会在很多时候还是公正、公平的。正确的做法是不要过多地妒忌别人，而是应该更加努力地工作。妒忌在竞争中是无能和卑鄙的代名词。

❀ 竞争中应保持心理稳定，避免情绪大起大落

有竞争就有强弱之分，弱者必须承受得住失败的打击。即使在这次竞争中失败了，也并不说明在将来的竞争中注定也要失败；即使在这方面的竞争中失败了，也并不说明事事不如人。要克服自卑心理，选好努力的方向，下决心追赶上去才对，自暴自弃的思想要不得。有些失败者由于失败而产生忌恨和报复心理，这充分暴露了其狭隘自私的一面。当然，也不能因为一次成功而沾沾自喜，自满状态对继续前进必将产生阻碍作用。

❀ 坚信人人皆有成功的机会

人的一生中充满了各种竞争，成功有先后，胜利有早迟，社会总是在前进的。所以，每个人都应当以乐观向上的姿态投入竞争，在竞争中保持良好的合作，成功之后不忘提携弱者。切不可因争一时之胜而损害自己的品质。有这样一句话值得借鉴：事业上的竞争与做人是不矛盾的，良好的品格修养会使你在竞争中得到更全面的发展。

浮躁是做事的大忌

诸葛亮曾说：非淡泊无以明志，非宁静无以致远。

浮躁，辞书上解释为轻率、急躁。在心理学上，浮躁主要指那

种由内在冲突所引起的焦躁不安的情绪状态或人格特质，心理学甚至把其纳入"亚健康"之列。

浮躁的人一般做事无恒心，见异思迁，不安分守己，总想投机取巧，做事往往既无准备，又无计划，只凭脑子一热、兴趣一来就动手去干。他们不是循序渐进地稳步向前，而是恨不得一锹挖成一眼井，一口吃成胖子。结果呢，必然是事与愿违，欲速不达。

生活中有些人，他们看到一部分文学作品在社会上引起强烈反响，就想学习文学创作；看到计算机专业在科研中应用广泛，就想学习计算机技术；看到外语在对外交往中起重要作用，又想学习外语……由于他们对学习的长期性、艰巨性缺乏应有的认识和思想准备，只想"速成"，一旦遇到困难，便失去信心，打退堂鼓，最后哪一门也没学成。明代边贡《赠尚子》中有云："少年学书复学剑，老人蹉跎双鬓白。"是讲有的年轻人刚要坐下学习书本知识又要去学习剑术，如此浮躁，时光匆匆溜掉，到头来只落得个一事无成。

浮躁的人自我控制力差，容易发火，不但影响学习和事业，还影响人际关系和身心健康。

轻浮急躁和稳重冷静是相对的，力戒浮躁必须培养稳重的气质和精神。稳重冷静是一个人思想修养、精神状态美好的标记。一个人只有保持冷静的心态才能思考问题，在纷繁复杂的大千世界中站得高、看得远，才能使自己的思维闪烁出智慧的光辉。诸葛亮讲的"非宁静无以致远"就是这个意思。我们如能把"宁静以致远"作为自己的座右铭，那定会有助于克服浮躁的缺点。稳重冷静是事业上成功的一个重要条件。

《左传》中记载，鲁庄公十年，弱小的鲁国在长勺打败了强大的齐国。两军对阵时，齐军战鼓刚响，鲁庄公就要迎战，被曹刿阻止。

直到齐军擂第三通战鼓，曹刿才同意出击。齐败退后，鲁庄公急忙要率军追击，又被曹刿阻止，曹刿在战场做了一番观察，才说："可矣。"事后，曹刿对鲁庄公说："夫战，勇气也。一鼓作气，再而衰，三而竭。彼竭我盈，故克之。夫大国，难测也，惧有伏焉。吾视其辙乱，望其旗靡，遂逐之。"

曹刿稳重冷静，善于思考，鲁军在齐军士气丧失而自己士气正旺的情况下发起攻击，并乘胜追歼，从而创造了历史上以弱胜强的一个典型战例。

《荀子·劝学》有一段发人深省的话："蚓无爪牙之利，筋骨之强，上食埃土，下饮黄泉，用心一也。蟹六跪而二螯，非蛇鳝之穴无可寄托者，用心躁也。"蟹有六条腿和两蟹钳，自身条件比蚯蚓强得多，但由于浮躁，如果没有蛇和鳝的洞穴就无处寄身。可见，只要心恒志专，即使自身条件差，也能有所成就；反之，自身条件再好，性情浮躁，也将一事无成。

只要勤勉努力，脚踏实地，持之以恒，不论自身条件与外界条件如何，都能走上成才建业之路。

抛开心头的"烦恼结"

烦恼犹如一颗"毒瘤"，能在人的心里扎根，如果你不摆脱它，就会受它摆布。烦恼虽然是一种情绪，但却具有强大的破坏力，一旦我们沾染上它，压力也就悄然而至了。这样恶劣的不良情绪，会让我们主动放弃努力。人在烦恼时，可使意志变得狭窄，判断力、理解力降低，甚至导致理智和自制力丧失，行为不正常。烦恼不仅使我们的心灵饱受煎熬，同时它还会摧毁我们的身体。

在生活中，许多的烦恼都是自找的，我们是自己捆住了自己，要想使自己从烦恼中解脱出来，必须从内心开始。

每个人都有理性的一面，同时又有非理性的一面。人生来都具备以理性信念对抗非理性信念的能力，但又常常被非理性信念所干扰。每个人都有不同程度的不合理信念，只不过有心理障碍的人所持有的不合理信念更多、更复杂而已。不合理的思维造成了心态上的不平衡。我们所能感觉到的世界只是整个世界的极不完整的一小部分，由这一小部分所得出的观念往往是不正确的，但人们又总是把这些不正确的观念当作生活真理，结果使人陷入了不必要的苦恼之中。

人的苦恼通常来自于人的不合理认知，正应了"天下本无事，庸人自扰之。"一位美丽的长发公主因听信巫婆的言语，认为自己丑陋无比，于是将自己囚禁在塔里不肯出来。直到有一天，一位英俊的王子从塔下经过时发现了她，将她救了出来，公主才认清自己的美丽，同时也获得了自由与解脱。

西方一位哲人说得好，不要完全相信你听到的一切，也不要因他人的议论而鄙视自己，否则就会陷入自卑的"心理牢笼"。美丽公主把巫婆的话信以为真，使自己陷入自卑的"心理牢笼"。

自寻烦恼有好多种，其中还有一种是喜欢用自己不懂的事情塞满自己的脑袋，使自己陷入紧张、痛苦之中，使烦恼无法散去。

在现实生活中，有不少人喜欢把一些不相干的事与自己联系在一起，由于现实的不如意而造成了心理障碍。殊不知，不懂的事，就是不理解，不理解的东西是自己无法占有的。如果盲目地相信某些毫无根据的感觉，使自己失去理智的判断能力，最后被囚禁的就是自己。

其实，人的一生充满许多坎坷、许多愧疚、许多迷惘、许多无奈，稍不留神，就会被自己营造的"心狱"监禁。

美国著名的心理学家威廉·詹姆斯说："我们这一代人最大的发现是，人能改变心态，从而改变自己的一生。"我们要摆脱烦恼的束缚，不要让那些没来由的烦恼扰乱了我们的生活。

减轻心理压力的方法

当一个人长期不能缓解压力时，就会造成心理亚健康。以下8种方式能够有效减轻压力。

运用言语和想象放松

通过想象，训练思维"游逛"，如"蓝天白云下，我坐在平坦的草地上"、"我舒适地泡在浴缸里，听着优美的轻音乐"，在短时间内放松、休息，恢复精力，让自己得到精神小憩，你会觉得安详、宁静与平和。

各个击破

请你把生活中的压力罗列出来，一、二、三、四……一旦写出来以后，就会惊人地发现，只要你"逐个击破"，这些所谓的压力，便可以逐个化解。

想哭就哭

医学心理学家认为，哭能缓解压力。心理学家曾给一些成年人测量血压，然后按正常血压和血压升高编成两组，分别询问他们是否哭泣过，结果87%的血压正常的人都说他们偶尔有过哭泣，而那些高血压病患者却大多数回答说从不流泪。由此看来，人类情感抒发出来要比埋在心里有益得多。

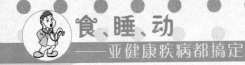

❀ 一读解千愁

在书的世界遨游时，一切忧愁悲伤便付诸脑后、烟消云散。读书可以使一个人在潜移默化中逐渐变得心胸开阔、气量豁达、不惧压力。

❀ 拥抱大树

在澳大利亚的一些公园里，每天早晨都会看到不少人拥抱大树。这是他们用来减轻心理压力的一种方法。据研究表明，拥抱大树可以释放体内的快乐激素，令人精神爽朗，而与之对立的肾上腺素，即压抑激素则消失。

❀ 运动消气

法国出现了一种新兴的行业：运动消气中心。中心均有专业教练指导，教人们如何大喊大叫、扭毛巾、打枕头、捶沙发等，做一种运动量颇大的"减压消气操"。在这些运动中心，上下左右皆铺满了海绵，任人摸爬滚打，纵横驰骋。

❀ 穿上称心的旧衣服

穿上一条平时心爱的旧裤子，再套一件宽松衫，心理压力不知不觉就会减轻。因为穿了很久的衣服会使人回忆起某一特定时空的感受，并深深地沉浸在缅怀过去如梦般的生活眷恋中，人的情绪也为之高涨起来。

❀ 养宠物益身心

当精神紧张的人在观赏自养的金鱼或热带鱼在鱼缸中姿势优雅地翩翩起舞时，往往会无意识地进入"宠辱皆忘"的境界，心中的压力也大为减轻。

如何防治抑郁症

抑郁症患者主要表现为极度悲伤，对任何事情都提不起兴趣，他们完全分散了对生活的注意力。他们感到无助无望，甚至可能对没有在特殊形势下做本应该做的事情感到愧疚。这些人可能还有一些抑郁症的生理表现——夜间惊醒、睡眠不安、臂部和胸部沉重麻木、食欲缺乏等。

患了抑郁症的人整日沉默寡言，脑子里充满各种的想法，并且开始为在他的世界中做错的每件事责备自己。并且他的悲伤会加剧成为真正的精神痛苦。

抑郁症最初的前兆之一就是自己对世界的想法和感觉发生了改变。你可能片面地对事物全部一概而论，不是全部肯定某一件事，就是全部否定某一件事。

当亲友们开始说："你减肥了吗？""我们有一段时间没有看见你了。"这时，很有可能你正步入抑郁症。

每天都要坐下来宁心片刻，审视自己的感受，当感到自己越来越烦躁不安、绝望、疲倦、一无所成，就应该去找医生咨询了。

要防止抑郁症的发生需注意下面五点：

1. 要加强体育锻炼，因为锻炼会提高人类感觉快感的内啡肽的含量。

2. 不要对小事掉以轻心，在生活或工作中，一旦达到了自己制定的一个目标，不妨自我奖励一番，到酒店吃顿佳肴，或给自己买件小奖品。

3. 要打破孤立状态。抑郁的时候，可以寻求亲友的帮助。在你的亲人或朋友怀疑你与外界隔离时，请求他们走过来，跟你去看电影、游戏、散步等，获得亲友的鼓励更有利于缓解抑郁症。

4. 远离烟酒，酒精通过中枢神经系统可以使你陷入抑郁。而烟中的尼古丁能够加快你的心跳速度，会加重你在抑郁症之前或过程中所有的那些紧张不安、烦躁的感觉。

5. 寻求咨询服务，定期的心理咨询对预防抑郁症很重要。

患有抑郁症的人士，大部分可以得到成功的治疗。治疗抑郁症的药物可以分为三类：单胺氧化酶抑制剂、三环抗抑郁药和血清素摄取抑制剂，后者可以使大脑中得到更多的血清素——镇定化学信使。在患有中等程度到严重抑郁症的人士当中，65%的患者会对第一类药物产生反应。也就是说，在4~6周的疗程之后，他们将基本上恢复正常。然而同一种药物不是对每个人都起作用，一种药物对一些人起作用，而其他药物则对另一些人起作用。所以，如果一种药物对你没有疗效，不要放弃，可以尝试第二种药物，在这种情况下，第二类药物的成功率可达85%。但是不管哪种药物有效，都必须在医生指导下应用。

心理治疗对亚健康者的作用

人体的健康与生物的、心理的以及社会的因素联系在一起，精神或心理的因素在这个复合体系中起着重要作用。亚健康通常病程较长，严重影响生命质量，常引起健忘、过度兴奋、意识模糊、注意力不集中、抑郁等多种神经精神症状。一般认为，亚健康的发生发展及预后与心理精神因素有密切的关系，因此，心理疗法在本病的治疗中占有重要的地位。

亚健康的症状很复杂，有肉体的，也有精神的，虽然药物和饮食及其他运动疗法可以缓解某些症状，但亚健康的痊愈还要靠患者自己的努力。

亚健康的治疗除了要进行药物、运动、饮食等疗法外，积极地对患者进行心理治疗，使其在主观上认识到疾病的发生与患者的认知、情绪等心理因素有密切关系，并使其自觉地调节心理状态，转变旧的观念，减少和消除周围环境对其心理造成的不良刺激，提高心理承受能力。通过患者积极主动地配合，再结合其他药物或非药物的治疗，亚健康状态的人就能够在较短的时间内恢复健康。

由于情绪对人体的生理功能有直接的影响，因此要积极地治疗疾病首先要避免不良情绪对身体的影响。这需要患者在日常工作、生活中培养自己豁达的心胸，对利欲要看得淡一些，不要事事都斤斤计较；对于喜、怒、忧、思、悲、惊、恐七情的变化要掌握一定的度，避免情志过激而造成脏腑损伤。亚健康所伴发的睡眠障碍、头痛、眩晕等症状都与精神心理因素有密切的关系，因此，掌握正确的心理治疗方法，有助于亚健康状态的人改善症状。

心理治疗是利用心理学的理论知识和技巧，通过各种方法，应用语言和非语言的交流方式，影响对方的心理状态，改变其不正确的认知活动、情绪障碍，解决其心理上的矛盾，达到治疗疾病目的的一种治疗方法。

这种治疗有很多种，常见的有暗示疗法、行为疗法、认知疗法、合理情绪疗法、森田疗法、催眠疗法、疏导疗法等。

亚健康者适宜旅游

快节奏的都市生活，使越来越多的白领工作压力越来越大，都市人会更加感到累。这个时候饱受着记忆力衰退、心烦、食欲不振、头痛失眠的困扰。专家表示，外出旅游有助于白领摆脱亚健康。

通过旅游，人们领略生机盎然的大自然，沐浴着自然因子，呼

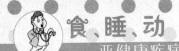
吸着新鲜空气，使过度兴奋的副交感中枢兴奋性下降，交感中枢的兴奋性提高，大脑皮层交感和副交感中枢的兴奋性趋于平衡，因而协调了中枢神经系统对植物性神经和内脏活动的调节，使心率减慢，呼吸次数减少，血管舒张，血流速度减慢，机体的各种新陈代谢活动处于均衡。这样，生理和心理上的压抑感就会一扫而光。

森林特有的绿色，对人类的神经系统，尤其是大脑皮层、视网膜神经组织等也有良好的调节作用，它可减少对人体有害的紫外线强度，消除杂乱纷繁的色彩对眼睛的刺激。绿色还能维持血压，减慢血流速度和心跳频率，平静情绪，消除疲劳。

另外，旅游能使人暂时脱离造成心情烦躁、抑郁的工作、生活环境，获得心理学上所谓"移情易性"的效果。在旅游中，注意力放在那些应接不暇的车船、山川、都市和人际交往中，可以使人忘记那些不愉快的事，尽情地宣泄胸中的积郁，感到身上轻松愉快。在自然界中，奇峰峻岭、流泉飞瀑、葱郁的森林和广阔的草原等，能使人不由自主地开阔胸怀，产生无限的美感。愉快的美感是心理平衡的优佳境界，使不佳的心情趋于平静。

因此，亚健康者应该去旅游，但是在旅游过程中有一些需要注意的地方。亚健康状态的人有着这样或那样的临床症状，所以不适宜做长途、运动量过大的出游。可以让患者做一些短距离的郊游，到野外呼吸一下新鲜的空气，感受一下大自然的美妙，使之忘情于山水之间，忘却身心的病痛，陶冶一下性情。这对患者的康复是很有利的。但要注意不要让患者过度地运动，在其体力允许的范围内可适当做一些运动，但以舒适为度，不可过劳。另外，野外的风比较大，注意不要让患者感受风寒。

怎样应对亚健康心理

亚健康可以说是一种心身疾病，精神，情志不调是本病重要的致病因素，因此说加强情绪调节可以起到很好的预防作用。所谓情绪，是人们对客观事物的一种态度和反应，有积极情绪和消极情绪之分。情绪对躯体的生理功能有着直接的影响，人在不同的情绪状态下表现出不同的生理反应。当出现过激情绪如愤怒或激动时，会引起心率加快、血压升高、肌肉紧张及血管痉挛等；过于恐惧则会引起四肢无力、冷汗淋漓、脸色发白等；过于焦虑、抑郁，则会引起思维混乱、胃肠功能减弱、消化腺分泌受抑制等。过激的情绪都会损伤到相应的脏腑，如大怒伤肝、大喜伤心、大恐伤肾、大悲伤肺、大思伤脾等。由此可见，不良的情绪可以引发许多疾病。是疾病发生的重要病因，而良好的情绪却可以使人们增强活力，增强抗病的能力，增强信心，提高脏腑的功能，是预防疾病的关键。

当然，在日常生活中，如果真是有亚健康心理的话，就要想办法去疏导和化解。那么怎样去疏导和化解呢？导致亚健康心理的原因多见于家庭不和、人际关系紧张、工作不顺利、身处逆境等，应针对这些原因去探求合理的解决方法，放下思想包袱，减轻心理压力。如果一时找不到解决的办法，也应尽量采取一些回避措施，尽可能先将那些恼人的事情丢开，待心理平衡之后再做考虑。具体可采取以下方式。

1. 面对纷杂环境，深呼吸最有帮助，它既可使你镇静，又可恢复精神。

2. 既然往日都过得去，那么今天和以后的日子也一定会度过，多念念"车到山前必有路"。

3. 做错了事不要总是后悔自责，要能够正常地工作。

4. 不要害怕需要时求助于别人，一生中总会需要别人的帮助，需要别人倾听、提建设性意见。

5. 搞清什么原因使自己紧张，对自己和别人的期望现实一些，制订理智可行的目标，远离或放弃完美主义。

6. 确保每天都有放松时间，可以听音乐、阅读、洗澡、看搞笑片。此外，每天保证睡眠充足。

7. 不要害怕承认自己的能力有限，学会在适当的时候对一些人说不。

8. 如果被许多事搞得精疲力竭，可考虑阅读一本观点明确的书。

9. 夜深人静时，悄悄地讲一些只给自己听的话，然后酣然入梦。

亚健康心理的森田疗法

森田疗法由日本慈惠医科大学森田正马教授于 1920 年创立，是一种顺其自然、为所当为的心理治疗方法，主要适用于治疗神经症、自主神经失调等身心疾病。几十年来，经森田的后继者不断发展和完善，已成为一种带有明显的东方色彩、并被国际公认的一种有效实用的心理疗法。这种心理疗法的原理主要有两点。

❀ 顺应自然

森田认为，要达到治疗目的，说理是徒劳的。正如从道理上认识到没有鬼，但夜间走过坟地时照样感到恐惧一样，单靠理智上的理解是不行的，只有在感情上实际体验到才能有所改变。而人的感情变化有它的规律，注意力越集中，情感越加强；听其自然不予理睬，反而逐渐消退。在同一感觉下习惯了，情感即变得迟钝；对患者的苦闷、烦恼情绪不加劝慰，任其发展到顶点，也就不再感到苦闷烦恼了。因此，要求患者对症状首先要承认现实，不必强求改变，要顺其自然。

什么叫顺其自然呢？森田把它看成是佛禅的"顿悟"状态。所谓"顿悟"，就是让患者认识并体验到自己在自然界的位置，体验到对超越自己控制能力的平常的事，看得很严重而产生抗拒之心，结果使自己陷入了神经质的漩涡。因此，要改变这种状况就需要使患者认识情感活动的规律，接受自己的情感，不去压抑和排斥它，让其自生自灭，并通过自己的不断努力，培养积极健康的情感体验。

❀ 为所当为

森田疗法认为，改变患者的症状，一方面要对症状采取顺应自然的态度，另一方面还要随着本来有的欲望，去做应该做的事情，通常症状不会即刻消失，在症状仍存在的情况下，尽管痛苦也要接受，把注意力及能量投向自己生活中有确定意义且能见成效的事情上，努力做应做之事；把注意力集中在行动上，任凭症状起伏，都有助于打破精神交互作用，逐步建立起从症状中解脱出来的信心。例如：对人恐怖的人，不敢见人，见人就感到极度恐惧。森田疗法要求其带着症状生活，害怕见人没关系，但该见的人还是要见，带着恐惧与人交往，注意自己要做什么，而这样做的结果，患者自己就会发现，原来想方设法要消除症状，想等症状不存在了再与人接触，其实是不必要的，过去为此苦恼，认为不能做，是因为老在脑子里想而不去做。而"为所当为"要求患者该做什么马上就去做什么，尽管痛苦也要坚持，就打破了过去那种精神束缚行动的模式。

总之，顺其自然是森田疗法的核心，是指对内心的不安、恐怖等症状顺从地接受；为所当为是指在顺从、接受不安和恐怖等症状的同时，要随着原有的目的和欲望积极实现，做应该做的事。

所以，由此可见，顺应自然既不是对症状的消极忍受、无所作

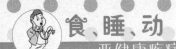
为，也不是对症状放任自流、听之任之，而是按事物本来的规律行事，任凭症状存在，不抗拒排斥，带着症状积极生活。顺应自然、为所当为治疗原则的着眼点是打破精神交互作用、消除思想矛盾、陶冶性格。这种治疗原则还反映了森田疗法对意志、情感、行动和性格之间关系的看法，即意志不能改变人的情感，但意志可以改变人的行为；通过改变人的行为来改变一个人的情感，陶冶一个人的性格。

亚健康心理的行为疗法

行为疗法亦称矫正疗法。此法源于行为主义理论，并运用行为主义方法来进行咨询和治疗。行为理论认为，只有根据一个人的外显行为才能决定此人是正常的还是异常的，若人行为不正常，则此人就是异常的。所有的行为都是学习获得的。咨询人员可以通过对个体的再训练（再教育或重新建立条件反射）的方法（即教他对周围环境中的刺激做新的适宜反应）和在某些方面改变他的环境的办法，把不正常的行为变为正常。这就是行为疗法的基本原理。

行为疗法有多种具体的方法，常用的有以下几种。

❀ 模仿法

模仿法又称为示范法、观摩法。社会学习理论认为，人有许多复杂的行为是不可能通过经典条件反射和操作条件反射的作用来简单地加以控制或改变的，必须通过观摩、示范或学习，通过模仿才能获得。我国人们常说的"近朱者赤，近墨者黑"就是这个道理。根据社会学习理论，咨询者可设计一些程序，使咨询对象有机会通过模仿学习获得新的行为反应，或用适当的行为取代不适当的行为。

✿ 系统脱敏法

系统脱敏法又称交互抑制法、对抗条件作用。它应用经典性条件反射原理，逐步地使正常反应加强、不正常的反应消失，从而达到行为矫正的目的。也就是让患者分步骤地接触使他引起敏感反应（如恐惧、焦虑、厌恶等）的事或物，由反应程度轻的逐步过渡到反应程度重的，使他逐渐习惯而消除敏感。此法常用于恐怖症、焦虑症等。

✿ 厌恶疗法

厌恶疗法又称为处罚消除法。是指咨询者帮助咨询对象将要消除的行为或症状同某种使之厌恶的或处罚性的刺激结合起来，通过厌恶性条件作用，从而达到消除或减少不良行为的目的。此法常用于戒烟、戒酒或药瘾以及矫正性变态、强迫症和某些其他不良行为。

✿ 条件操作法

条件操作法又称为奖励强化法，目的是通过强化（即奖励）而形成某种期望出现的良好行为。当患者出现某种预期的良好行为表现时，马上给予奖励，从而使该行为得到强化。此法常用来纠正不良习惯，对行为障碍有疗效。

亚健康心理的音乐疗法

亚健康是当今危害人类健康的头号隐形杀手。由于医学已转向生物—心理—社会医学模式，健康的标准变得更高。对亚健康状态的研究与治疗，是21世纪生命科学研究的重要组成部分。要采取医学、哲学、社会学、经济学、心理学、人文科学等多学科交叉的方法，防治亚健康状况。应从心理、行为、生活方式等各个环节切入，使身心交互作用，阻断亚健康向临床病变的发展，从真正意义上提

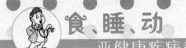
高个人的生活质量。其中，利用音乐治疗来防治亚健康是人们容易接受的有效方法。心理治疗家认为，音乐不仅能陶冶情操，而且能愉悦人的心神，有着良好的保健作用。音乐对机体细胞的兴奋性，对情绪状态、心理紧张、应激能力等各方面的积极作用，可有效地防治心理亚健康。

音乐能直接影响人的情绪和行为，节奏鲜明的音乐能振奋人的精神，使人兴奋、激动，而旋律优美的乐曲，则能使人情绪安静、轻松愉快。人的情绪活动不仅与大脑皮质有密切关系，而且与人的内分泌系统、自主神经系统、下丘脑和大脑边缘系统有着更为广泛密切的关系。大脑边缘系统是调整和支配人体内脏器官活动的最高中枢。引起人们轻松、愉快、欢乐的音乐，就能改善和增强人的大脑皮质、边缘系统和自主神经系统的功能，从而更好地控制和增进人体各种内脏器官系统的正常活动。音乐能通过音响的作用来影响人体的生理功能。音乐的生理作用首先是通过音响对人的听觉器官和听神经的作用开始的，继而才影响到全身的肌肉、血脉及其他器官的活动。由于音响有它自己的振动频率、节奏和强度，在传入人体之后，正好与机体内相应的振动频率和生理节奏相配合，就能引起极大的反应。这种反应称为共鸣反应。它能激发人体内所储存的潜能。现代研究表明，音乐的音响还能直接影响到对调节人体内脏及躯体功能起重要作用的大脑边缘系统和脑干网状结构。因此，乐曲的节奏、旋律、速度、谐调等不同，就可表现出镇静、镇痛、降压作用和情绪调节作用等不同的效果。

处于亚健康状态或有身心疾患的人往往希望找到一种既有效、便宜，又无副作用、简便易行的调整或治疗方法，而音乐疗法在国外已被作为医院临床非药物疗法之一而用于调整亚健康，辅助治疗头疼、手术疼痛、睡眠障碍、胃肠植物神经紊乱、心血管综合征、高血压、免疫性疾病、皮肤病、抑郁及焦虑等。有关研究已证实，音乐疗法具有使血压降低、脉搏减缓、皮肤温度上升、皮肤电阻增高、使人身心进入放松和舒畅状态的作用。

在音乐疗法过程中，对曲目的选择尤为重要，一般宜选择轻快、喜悦、富有情趣的作品，通常可从以下等方面进行挑选。

❀ 帮助睡眠的音乐

睡觉前应选择的音乐（催眠助睡音乐）、镇静性乐曲一般选用夜曲或小夜曲、摇篮曲以及其他柔美恬静性质的乐曲，所选的乐曲一般具有以下特点：旋律轻柔甜美，委婉抒情或简洁流畅；节奏平稳柔慢，或似摇篮式旋律；速度徐缓；音色柔和舒展或略带深沉。乐曲具有安详、幽静的风格，表达出温馨亲切或爱抚安适的感情。

如《步步高》、《狂欢》、《喜洋洋》、《春天来了》、《喜相逢》、《夜深沉》、《光明行》、李斯特《匈牙利狂想曲》、斯特劳斯《维也纳森林圆舞曲》、莫扎特《第40交响曲（B小调）》、古琴曲《流水》、贝多芬《月光奏鸣曲》、交响曲《田园》等。

❀ 缓解痛苦情绪的音乐

如果一个人处于强烈悲痛情绪时，痛苦欲绝，欲哭不能的情况下不能立即选用欢快的乐曲聆听，而要先选择高亢、悲壮的乐曲，待心中郁结的悲哀得以化解，心情逐渐感受到轻松后，再聆听平静舒缓的乐曲，然后再经过一段调整，才能引入较欢快的乐曲。

如《二泉映月》、《春江花月夜》、《塞上曲》、《仙女牧羊》、《梅花三弄》、《平湖秋月》、《烛影摇红》、《山水莲》、《春思》、肖邦《降B小调》、门德尔松《仲夏夜之梦》、莫扎特《摇篮曲》、李斯特《小夜曲》等。

亚健康心理的放松疗法

放松疗法又称松弛疗法、放松训练，它是通过训练有意识地控制自身的心理生理活动、降低唤醒水平、改善机体紊乱功能的心理治疗方法。实践表明，心理生理的放松，均有利于身心健康、起到治病的作用。像我国的气功，印度的瑜伽术，日本的坐禅，德国的自主训练，美国的渐进松弛训练、超然沉思等，都是以放松为主要目的的自我控制训练。

放松疗法主要是经由人的意识把"随意肌肉"控制下来，再间接地把"情绪"松弛下来，建立轻松的心情状态。在日常生活中，当人们心情紧张时。不仅"情绪"上"张皇失措"，连身体各部分的肌肉也变得紧张僵硬，即所谓心惊肉跳、呆若木鸡；而当紧张的情绪松弛后，僵硬肌肉还不能松弛下来，即可通过按摩、沐浴、睡眠等方式让其松弛。基于这一原理，"放松疗法"就是训练一个人，使其能随意地把自己的全身肌肉放松，以便随时保持心情轻松的状态。所以是运动健身后放松或减轻与消除焦虑等症状的好方法。

放松疗法主要分为以下四种：

❀ 一般训练放松法

一般训练放松法主要是根据放松的引导语或提示，进行模仿，从而达到放松身心的目的。一般训练放松法的注意事项有：

❶放松的引导语，有录音和口头两种。但口头语在训练开始时，更便于接受训练者的接受和掌握。

❷第一次进行放松训练时，治疗者与接受训练者同时做，这样可减轻接受训练者的焦虑程度，并能提供模仿的信息。

❸在放松过程中，要帮助接受训练者体验身体放松后的感受，

并嘱咐他们回家后每天做一次，每次 15 分钟。

❀ 深呼吸放松法

深呼吸放松法适合某些特殊的场合，如讲台、考场等。具体做法是让对方站定，双肩下垂，闭上双眼，然后慢慢地做深呼吸。治疗者可配合对方的呼吸节奏给予如下指示语：一呼……一吸……一呼……一吸……或深深地吸进来，慢慢地呼出去；深深地吸进来，慢慢地呼出去……

该方法简单又有立显效果，对青少年遇到应激情况，特别是应对考试前紧张焦虑颇为有效。心理医生、教师、家长均可事先向青少年教授此法，以备必要时应用。

❀ 想象放松法

想象是人类心理活动的组成部分。在心理咨询和治疗中，想象技术是最常用的技术之一。

想象性放松比前面的一般放松程序更为容易。做想象放松前，亦要求来访者放松地坐好，闭上双眼，然后开始由指导者（心理医生、教师、家长等）给予言语指导，进而由来访者自行想象。指导者需要事先了解来访者在什么情境中最感舒适、惬意、轻松。

指导者在给出指示语时，语气要柔和，语调适中，节奏要逐渐变慢，配合对方的呼吸。指导者也要具有想象力，使语言指导具有形象性。

❀ 丹田呼吸放松法

所谓丹田呼吸是一种呼气、吸气均产生强腹压的呼吸方式，其重点在于呼气要领的掌握，因为掌握了呼气的要领，也就能自然并充分地进行相应的吸气。

关于呼气的要领，主要包括：

①上体放松，力入心窝，以此姿势开始呼气。

②将气深长缓缓呼出。

呼气训练开始可定 5 秒、10 秒，以后可增至 20 秒、30 秒、40 秒、甚至 1 分钟。初练时，可能达不到深呼气的要求，只要呼气已尽，即可全身放松，然后将力再次落入心窝，上体向前弯曲，同时将气呼出。经过一段时间的练习，便可达到深长呼气的要求。

第十一章

防治慢性病，从亚健康开始

慢性支气管炎要从亚健康预防

慢性支气管炎是一种慢性不易治愈的疾病，对于这类疾病最好的办法就是从亚健康状态抓起。及早地应对和防治对慢性支气管炎来说是最好的方法。要想及早预防，还要先了解其症状和发病原因。

慢性支气管炎的症状主要有：咳嗽、痰多、喘息三方面。咳嗽时多为大量黏液泡沫痰，清晨和傍晚尤甚，白天较为正常，晚上复又出现阵咳现象。较重患者则咳嗽频繁、剧烈，全天甚至全年如此；慢性支气管炎的痰液通常呈白色黏液或浆液泡沫。在起床后排痰比较频繁，痰量较多；慢性支气管炎发作时会出现喘息现象，并伴有哮鸣音和呼气延长。病情严重者或患病时间较长者会有不同程度的气短感觉。

慢性支气管炎的病因很复杂，主要有三个方面。

❀ 生理因素

呼吸道副交感神经反应敏感时，遇到微弱刺激便会引起支气管收缩痉挛。而呼吸道局部防御及免疫功能下降，导致免疫球蛋白减少，就容易被细菌和病毒感染，从而引发慢性支气管炎，并且不易痊愈。

❀ 环境因素

处于空气中含有大量刺激性粉尘、烟雾的环境里，容易导致呼吸道黏膜水肿或上皮受损脱落，诱发慢性支气管炎。而寒冷的空气对呼吸道也有一定刺激作用，因此慢性支气管炎常发于冬季。

❀ 其他因素

长期吸烟可使呼吸道发生异常病变，降低其自净能力，导致致病微生物趁虚而入，引发慢支。吸烟时间越长，烟量越大，患病率就越高。而对花粉、尘土、化学气体过敏的人也容易患有喘息性慢支，并会在这些致敏源的刺激下加重病情。

其实，生活中的许多疾病包括慢性病，只要做了足够的预防措施，都是可以避免受到病痛的伤害与折磨的。诸如，今天讲到的慢性支气管炎就是可以预防的。预防措施主要有：

1. 应该加强适当的体育锻炼，增强机体御寒能力。在生产劳动中注意防寒保暖，预防感冒。

2. 应该注意屋内空气调节，保持室内空气清新，不要让室内空气过于浑浊；避免接触刺激性气体，最好及时消除煤烟、油烟，防止煤气、液化气的泄漏事件。

3. 尽量不吸烟喝酒，已有这些习惯的人应该尽量减少它们的"量"。

就是要在患上急性支气管炎的时候，一定要积极地治疗，预防转化为慢性支气管炎。只有这样，才能有效地预防患上慢性支气管炎。

慢性鼻炎要除根

慢性鼻炎是基于鼻腔血管的神经调节功能紊乱，副交感神经兴奋占优势，交感神经呈相对抑制状态，而致血管扩张，腺体分泌增加，形成一种以黏膜肿胀、分泌物增多为特点的慢性炎症。

慢性鼻炎的症状主要以鼻塞和鼻涕增多最为显著，亦常有嗅觉障碍及头痛等。具体症状为：

1. 分泌物增多，一般呈稠厚半透明黏液状，间或伴有少许脓液。

2. 常在运动后或在新鲜空气中鼻塞减轻，而在静坐阅读、演算或手工操作时鼻塞加重。

3. 鼻塞多为间歇性和交替性，有时为持续性，侧卧时其下侧较重。

4. 鼻塞重者可导致闭塞性鼻音，嗅觉减退及头痛，有时引起注意力不能持久集中和失眠。

对于慢性鼻炎来说，是一种很难预防和治疗的疾病。其不但病情顽固，而且发病原因很多，主要有以下几点：

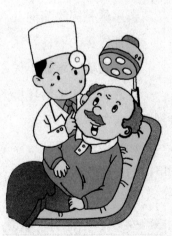

1. 由于邻近的慢性炎症长期刺激或畸形，致鼻发生通气不畅或引流阻塞，如慢性鼻窦炎、鼻中隔偏曲、慢性扁桃体炎或腺样体肥大等。

2. 急性鼻炎反复发作或治疗不彻底而演变成慢性鼻炎。

3. 鼻腔用药不当或过量过久形成药物性鼻炎，常见于久用滴鼻净之后。

4. 长期服用利血平等降压药物，可引起鼻腔血管扩张而产生似鼻炎的症状。

5. 全身的病因，如慢性疾病、内分泌失调、长期便秘、肾脏病和心血管疾病；维生素缺乏，如维生素 A 或 C。

6. 环境因素：如有水泥、烟草、煤尘、面粉或化学物质等环境中的工作者，鼻黏膜受到物理和化学因子的刺激与损害，可造成慢性鼻炎。温湿度急剧变化的环境，如炼钢、冷冻、烘熔等车间工人，也较易发生此病。

7. 烟酒过度可影响鼻黏膜血管舒缩而发生障碍。

慢性鼻炎一旦病发，不但会影响人们的正常呼吸，还会迫使人们养成一些不好的习惯，诸如擦鼻涕、打喷嚏等，因此千万还是不要患上此种病患为妙，尤其是易患感冒的亚健康人士更要积极预防。其预防措施为：

根治病灶，彻底治疗扁桃体炎、鼻窦炎等慢性疾病；

及时矫正一切鼻腔的畸形；

慎用鼻黏膜收缩剂（滴鼻净、麻黄素等）；

改掉挖鼻的不良习惯；

加强营养，增强正气；

注意工作、生活环境的空气清净，避免接触灰尘及化学气体特别是有害气体；

加强锻炼，提高身体素质。通过运动，可使血液循环改善，鼻甲内的血流不致阻滞。

解救慢性咽炎

慢性咽炎系咽黏膜的慢性炎症，常为呼吸道慢性炎症的一部分。它的存在导致一些人整日咽喉像卡住什么东西似的非常不爽，而且这种病患极难治愈。

慢性咽炎主要表现为咽部可有各种不适感觉，如异物感、发痒、灼热、干燥、微痛、干咳、痰多不易咳净，讲话易疲劳，或于刷牙漱口，讲话多时易恶心作呕。

慢性咽炎的发病原因主要有三个方面：

第一，多为急性咽炎反复发作或延误治疗转为慢性或者各种鼻病后因鼻阻塞而长期张口呼吸及鼻腔分泌物下流，长期刺激咽部，或慢性扁桃体炎，龋病等影响所致。

第二，由于各种物理化学因素刺激：如粉尘、颈部放疗、长期接触化学气体、烟酒过度等。

第三，还有一些全身因素，如各种慢性病等都可继发本病。主要分为慢性单纯性咽炎、慢性肥厚性咽炎、萎缩性或干燥性咽炎。

对慢性咽炎来说，在急性期或者是初发阶段时就应及时治疗，勿使转为慢性是治疗和预防慢性咽炎最好的方法，不过除此之外还有很多值得注意的事项及措施。主要有：

1. 改善工作生活环境，结合生产设备的改造，减少粉尘，有害气体的刺激。

2. 生活起居有常，劳逸结合。及时治疗各种慢性疾病，保持每天通便。

3. 治疗鼻、口腔、下呼吸道疾病，包括病牙。

4. 适当控制用声。用声不当，用声过度，长期持续演讲和演唱对咽喉炎治疗不利。

5. 勿饮烈性酒和吸烟，饮食时避免辛辣、酸等强烈调味品。

6. 清晨用淡盐水漱口或少量饮用淡盐水（高血压、肾病者勿饮盐开水）。

慢性胃炎的预防措施

慢性胃炎是一种常见多发病，其发病率居各种胃病之首，并随年龄增加而发病率增高，严重威胁着人们的健康。其发病原因主要是因为胃黏膜上皮遭到各种致病因子的经常反复侵袭，发生持续性慢性病变。由于黏膜再生改造，最后导致固有的腺体萎缩，甚至消失，并可伴有肠上皮化生及异型增生或非典型增生的癌前组织学病变。

慢性胃炎按其症状表现主要分为：慢性浅表性、慢性萎缩性和慢性肥厚性三种。

浅表性胃炎：可无症状，或有不规则上腹隐痛，尤为进食油腻后明显，无饥饿痛，服碱性药可暂时缓解，或有反酸、嗳气、腹胀等消化不良症状。

萎缩性胃炎：胃窦炎者，胃肠道症状不明显，如上腹不适、疼痛、食欲不振、消化不良、腹胀、腹泻，可有消化道出血。胃体胃炎者，消化道症状较少，突出表现为体重下降、贫血（多系缺铁性贫血），伴舌炎、舌乳头萎缩。

肥厚性胃炎：属高分泌性胃病者，临床症状似溃疡病。

此外，由于幽门括约肌功能失调而致的胆汁返流性胃炎，常有明显而持久的上腹部不适或疼痛，尤以进餐后为甚，可伴恶心和胆汁性呕吐。

对于慢性胃炎来说，其预防措施多和饮食有关，因为胃就是容纳食物和消化食物的。

❀ 忌过冷、热、硬食物

过凉的食物和饮料，食入后可以导致胃痉挛，胃内黏膜血管收缩，不利于炎症消退；过热的食品和饮料，食入后会直接烫伤或刺激胃内黏膜。胃炎病人的食物应软硬适度，过于坚硬粗糙的食品、粗纤维的蔬菜、用油煎炸或烧烤的食品，食用后可加重胃的机械消化负担，使胃黏膜受到摩擦而损伤，加重黏膜的炎性病变。

❀ 忌饮食无规律

胃炎的饮食原则上应清淡、对胃黏膜刺激小的为主，但并非清淡饮食就能缓解病人的症状。应以饮食规律，勿过饥过饱，少食多餐为原则。尤其是年老体弱，胃肠功能减退者，每日以 4~5 餐为佳，每次以六七成饱为好。食物中注意糖、脂肪、蛋白质的比例，注意维生素等身体必需营养素的含量。

❀ 忌烟酒辛辣刺激食物

乙醇能溶解胃黏膜上皮的脂蛋白层，对胃黏膜有较大的损害，人们在吸烟时候，烟雾中的有害物质，溶解并附着在口腔、咽喉部，随吞咽进入胃内，这些有害物质对胃黏膜也有很大损害。因此，急、慢性胃炎患者，一定要戒除烟酒，以免加重病情，甚至造成恶性病变。辣椒、芥末、胡椒、浓茶、咖啡、可可等食品或饮料，对胃黏膜有刺激作用，能使黏膜充血，加重炎症，也应戒除。

❀ 忌不洁饮食

胃炎患者要特别注意饮食卫生，尤其是夏季，生吃瓜果要洗净，不要吃变质食品。因为变质的食品中含有大量的细菌和细菌毒素，对胃黏膜有直接破坏作用。放在冰箱内的食物，一定要烧熟煮透后再吃，如发现变质，要坚决扔掉，禁止食用。

让慢性阑尾炎不再隐隐作痛

阑尾炎是一种生活中很常见的一种疾病，关于阑尾炎这里有两种情况，一种是慢性阑尾炎，另外一种就是急性阑尾炎。对于急性阑尾炎来说，最好也是最保险的办法就是立刻进行手术治疗。而这里我们要说的是另外一种也就是慢性阑尾炎。

✳ 慢性阑尾炎的 3 个临床症状

1. 腹部疼痛：主要位于右下腹部，其特点是间断性隐痛或胀痛，时重时轻，部位比较固定。多数病人在饱餐、运动和长期站立后，诱发腹痛发生；当受凉、剧烈运动或饮食不当使机体抵抗力降低时可诱发疼痛。

2. 胃肠道反应：病人常觉轻重不等的消化不良、胃纳不佳。病程较长者可出现消瘦、体重下降。一般无恶心和呕吐，也无腹胀，但老年病人可伴有便秘。

3. 腹部压痛：压痛是唯一的体征，主要位于右下腹部，一般范围较小，位置恒定，重压时才能出现。无肌紧张和反跳痛，一般无腹部包块，但有时可触到胀气的盲肠。

大多数慢性阑尾炎是由急性阑尾炎消退后遗留下来的病变。当急性阑尾炎发作时，若当时炎症较轻，症状就可很快消失，但数周后炎症可转为慢性。在黏膜和浆肌层可见到以淋巴细胞和嗜伊红细胞为主的慢性炎性细胞浸润，还可见到阑尾管壁中有异物巨细胞。此外，阑尾纤维组织增生，脂肪增加，管壁变厚，甚至管腔狭窄或阻塞。这些病变妨碍阑尾排空，压迫阑尾壁层神经末梢而严重疼痛。少数慢性阑尾炎病人的阑尾腔可发现有粪石、谷粒、虫卵等异物。

尽管慢性阑尾炎会给我们的身体带来很大的痛楚，然而，只要我们在没有患病之前进行有效的预防，还是能够避免这一系列痛楚的。

❀ 饮食调理

1不暴饮暴食：饥一顿饱一顿，饮食不规律，胃肠道充盈与排空会失去常度；而暴饮暴食，可突然加重胃肠负担，加大食物的机械性刺激。如此会导致肠道正常蠕动发生改变，功能出现紊乱。

2忌生、硬等难消化食物：生、硬等难消化食物，加重肠道负担，导致消化不良、胃肠功能紊乱。

3 细嚼慢咽，减少进入盲肠的食物残渣。

❀ 防止便秘和腹泻

出现便秘和腹泻现象时，要积极寻找原因，及时调理和治疗，保持大便通畅和粪质正常。

❀ 驱除肠道寄生虫

肠道寄生虫如蛔虫、蛲虫等，可窜入阑尾腔，阻塞腔道，诱发感染而引起阑尾炎。因而平时要注意饮食卫生，预防肠寄生虫的发生，一旦出现肠道寄生虫症，要及时驱除，减少诱发阑尾炎的机会。

❀ 调节寒温

注意季节、气候变化，适时地调节自身机体与自然界关系，天热减衣，天寒添衣。尤其是保证腹部免受寒冷刺激，维护胃肠道的正常功能状态。

❀ 适当参加体力活动

平日参加体育锻炼和体力劳动，可增强体质，提高胃肠道功能，提高机体抗病力，这对于预防阑尾炎来说是必要的。但是，应当避免重体力劳动和剧烈活动。过度疲劳和身体强烈动作都是阑尾炎的诱因，尤其是在饱腹时暴急奔走。

❀ 保持乐观的精神

忧愁、郁闷、恼怒、悲伤等不良情志刺激，情绪变化，容易打破人的神经系统的平衡，导致神经失调。尤其是植物神经紊乱，植物神经紊乱的表现是多方面的，胃肠道的功能失常是其常见表现之一。在精神刺激作用下，胃肠道发生痉挛、弛缓等，导致消化不良、便秘、腹泻等，可诱发阑尾炎。因此，应当保持良好的精神状态，乐观开朗。遇事要拿得起、放得下，不斤斤计较而泰然处之，避免剧烈的情绪变化。

"甜蜜杀手" 糖尿病

糖尿病虽然没有加"慢性"二字，但它确实是属于慢性病的一种。由于人体内的胰岛素不能发挥正常作用或分泌过少，而导致全身代谢紊乱的疾病就叫做糖尿病。糖尿病可导致糖、蛋白质、脂肪、电和水解质的代谢紊乱，且这是一种终生性疾病，许多老年人被糖尿病所困，其身心健康和日常生活受到了极大影响。

糖尿病的症状

喝水多：经常感到口渴，大量喝水以补充身体因排尿流失的水分。

进食多：由于随尿液排出了大量葡萄糖，导致身体缺乏能量，从而产生饥饿感，因此食欲大增。食量大，且经常进食。

尿液多：排尿次数频繁，尿量多，每日尿量可在 3000 ~ 6000 毫升左右。

体重减轻：虽然进食比较多，但是因为葡萄糖不能被人体吸收，同时人体持续消耗能量，从而导致体重减轻。

糖尿病发病的原因

遗传因素

研究表明，家族中其他人患有糖尿病的患者占糖尿病患者总数的 24.5%，说明这部分患者的病因有可能先天就存在。

生理因素

由于老年人生理机能衰退，新陈代谢减慢，并且活动逐渐减少，体形容易发胖，肌肉摄取、贮存和代谢葡萄糖的能力下降，从而导致高血糖。

饮食因素

摄入糖分过多也可导致血糖升高。

❀ 药物因素

某些药物也会导致血糖升高，如利尿药、消炎痛等。

❀ 其他因素

如果体内存在糖尿病遗传因素，那么泌尿系统感染、心肌梗塞、中风等感染应激因素也会成为糖尿病的诱因。

综合上述原因来看，一般处于亚健康状态的人较易患糖尿病，尤其是肥胖者。糖尿病比较偏爱肥胖、不参加体力活动以及饮酒过多者等。糖尿病其实并不可怕，但是可怕的是其并发症。它可以诱发视网膜病变、心脑血管病变、中风、足部和下肢感染等。这些并发症很折磨人，而且一旦发展至中晚期，治疗起来都非常困难，最终将导致失明、尿毒症、截肢甚至死亡，给糖尿病患者及其家庭带来巨大的伤害和负担。

在这里需要指出的是，目前为止，世界上根本没有完全治愈糖尿病的药物，只能是改善病情而已。由此不难看出，在预防糖尿病的问题上是多么的至关重要。

※ 预防糖尿病要注意以下几个方面

1. 饮食要保证合理。食物成分合理，碳水化合物以非精制、富含可溶性维生素为好，占食物总热量的50％～65％，脂肪占食物总量的15％～20％，蛋白质占食物总热量的10％～15％，多吃蔬菜。

2. 防止和纠正肥胖。

3. 避免高脂肪饮食。

4. 积极发现和治疗高血压、高血脂和冠心病。

5. 增加体力活动，参加体育锻炼。

6. 戒除烟酒等不良习惯。

7. 避免或少用对糖代谢不利的药物。

8. 3 个月左右检测空腹及餐后血糖。

9. 通过各种形式体检、各级医院门诊检查。

10. 对于一些因大血管病变、高血脂、肥胖及其他与糖尿病有关的疾病住院者，进行常规筛查。

别让高血压压倒你

高血压也是慢性病中的一种，高血压是指在未使用降压药物的情况下，非同日 3 次测量血压，收缩压≥140 毫米汞柱和（或）舒张压≥90 毫米汞柱。高血压病的症状很多，不过每个人的身体情况不一样，所以症状也往往因人而异，常见的症状有以下几种：

❀ 头晕

头晕为高血压最多见的症状。头晕是病人的主要痛苦所在，其头部有持续性的沉闷不适感，严重的妨碍思考、影响工作，对周围事物失去兴趣。当出现高血压危象或椎基底动脉供血不足时，可出现与内耳眩晕症相类似症状。

❀ 头痛

头痛亦是高血压常见症状，多为持续性钝痛或搏动性胀痛，甚至有炸裂样剧痛。常在早晨睡醒时发生，起床活动及饭后逐渐减轻，疼痛部位多在额部两旁的太阳穴和后脑勺。

❀ 烦躁、心悸、失眠

高血压病患者性情多较急躁、遇事敏感，易激动。心悸、失眠较常见，失眠多为入睡困难或早醒、睡眠不实、恶梦纷纭、易惊醒。这与大脑皮层功能紊乱及植物神经功能失调有关。

❀ 注意力不集中，记忆力减退

早期多不明显，但随着病情发展而逐渐加重。因颇令人苦恼，故常成为促使病人就诊的原因之一，表现为注意力容易分散，近期记忆减退，常很难记住近期的事情，而对过去的事如童年时代的事情却记忆犹新。

✿ 肢体麻木

常见手指、足趾麻木或皮肤如蚁行感或项背肌肉紧张、酸痛。部分病人常感手指不灵活。一般经过适当治疗后可以好转，但若肢体麻木较顽固，持续时间长，而且固定出现于某一肢体，并伴有肢体乏力、抽筋、跳痛时，应及时到医院就诊，预防中风发生。

所以，当经常出现以上这些症状时，一定要多加注意，看看自己是否是患上了高血压。高血压的发病年龄往往集中在 30 ~ 60 岁的中老年人身上。当收缩压超过 18.6 kPa（千帕）或舒张压超过 11.9 kPa（千帕）时即可诊断为高血压。高血压属常见的老年人心脑血管疾病之一，可引发心、脑、肾等器官的并发症。常见的致病源因有以下几种：

✿ 遗传因素

在高血压的发展过程中存在着家族遗传特性。父母患有高血压，其子女的患病率则可以高达45%。

✿ 生理因素

血液中的血脂含量增多，附着于动脉内膜上，使血管壁弹性减弱，导致动脉粥样硬化，血压升高。并随着年龄的增长，人体动脉血管逐渐老化，弹性降低，容易引起血压升高。

✿ 精神因素

由于竞争激烈，人们承受着巨大的心理负担，得不到充分的休息，精神长期处于紧张、疲劳状态。导致大脑皮层协调功能紊乱，外周血管输血受阻，全身小动脉痉挛，从而血压升高。

✿ 急性症状

患者会出现浑身冒汗、视力模糊、头痛、呕吐、面色潮红、神志不清等症状。此状况为患者血压在短期内急剧升高所表现出来的。容易引发心绞痛、脑水肿、肺水肿等疾病，甚至导致肾衰竭、心力衰竭或脑卒中。

高血压和糖尿病一样，其本身并不可怕，可怕的是由它而引起的一些并发症，诸如心脏病、脑动脉硬化、血栓等症。如果能够有效地预防高血压的发病，那么那些并发症便不会危害老年人的健康了。其预防措施主要有：

1. 合理饮食，控制体重。合理进食，避免过多食用高盐、高脂肪、高热量、高胆固醇的食物。尽量将体重控制在标准范围之内，戒烟戒酒，少食多餐，多吃新鲜水果、蔬菜。

2. 积极参加运动锻炼。通过运动，舒张肌肉、血管，缓解身体和大脑的疲劳，使精神得到放松，不仅有助于保持血压稳定，还能够控制体重。

3. 自我监测血压。年轻白领可以利用在家休息及工作空闲时间自我监测血压，在监测血压前要接受医务人员的培训及指导，应使用合格的水银柱血压计或符合国际标准的上臂式电子血压计。

高血脂是动脉硬化的罪魁祸首

随着人民生活水泊的提高和生活方式的改变，高脂血症的发病率逐年升高。那么什么是高血脂呢？所谓"血脂"，指的是血液中的脂肪类物质。这些脂肪类物质主要包括胆固醇和甘油三酯两类，另外还包括磷脂、糖脂、固醇类，总称为血脂。血脂在血液中与不同的蛋白质结合，以"脂蛋白"形式存在。脂蛋白的蛋白质部分有一个特殊名称，叫"载脂蛋白"。

由于脂肪代谢或运转异常使人体血液中血脂含量超过正常范围，称为"高脂血症"，俗称"高血脂"。一般认为，高脂血症是指血浆中总胆固醇甘油三酯及低密度脂蛋白胆固醇的升高，但目前公认高密度脂蛋白胆固醇的降低也是心血管疾病发生发展的危险因素之一。故目前文献多以血脂异常的概念取代高脂血症。

血脂的来源不外乎两条途径，一是来源于我们吃进去的食物；二是来源于我们体内的合成。

胆固醇主要在体内合成（主要是肝脏），少部分来源于食物（动物食品）。

甘油三酯主要来源于食物淀粉（如大米、玉米等）和脂肪（如猪肥肉、动物油脂、烤鸭、各种煎炸食品、奶油糕点），少部分体内合成。

甘油三酯大部分储存于腹部、皮下和肌肉间的脂肪组织中，因此表现为"大腹便便"或"将军肚"。饥饿时，甘油三酯从脂肪组织中动员出来，产生人体活动需要的能量，以满足生命活动和体育运动（打球、跑步等）的需要，这也就是专家倡导的控制饮食和适当运动可减轻体重的原因。

胆固醇遍布全身各处，是所有组织、器官的细胞组成成分，包括构成细胞膜，生成类固醇激素、维生素 D、胆酸盐等。正常情况下，过多的胆固醇可经肝脏代谢，在小肠下段转化为类固醇随粪便排出，排入肠腔的胆固醇和胆酸盐可再吸收经肠肝循环回收肝脏再利用。

高脂血症的危害很大，它是导致心脑血管疾病的元凶，被称之为"无声的杀手"。该病对身体的损害是隐匿、逐渐、进行性和全身性的。它的直接损害是加速全身动脉粥样硬化。正常的血脂在人体中有许多重要功能。但如果血脂过高，可在血管内皮沉积，逐渐形成动脉粥样硬化斑块，"斑块"增多、增大后，血管内径逐渐变得狭窄，甚至堵塞血管。这种动脉粥样硬化斑块也可能发生破裂，斑块内物质释放到血管内，使慢性心脑血管疾病变为急性心血管疾病，这种情况也就是平时医生所说的心肌梗死、脑梗死、脑出血等。

鉴于高脂血症的危害，我们要及早预防，以免走上"不归路"。其预防措施很简单，主要从饮食和运动两方面入手。

❀ 合理饮食

合理的饮食是治疗高脂血症的基础，任何高脂血症在进行药物治疗之前，都应先行饮食治疗，只有在饮食治疗无效或病人不能耐受（常需半年至一年）时方才使用药物治疗，因为饮食治疗是最合乎生理的和有效的措施。不论何种降脂药物，或多或少都有一定的副作用，而且，即使在用药物治疗时，也不应放松合理的饮食措施。

少吃高胆固醇和动物性脂肪类食物，多吃富含维生素、纤维素的蔬菜水果。应该戒烟，多喝水，忌饮酒。

❀ 适量的体育运动

运动锻炼可增加消耗、改善脂质代谢，防止体脂和血脂增多。运动可使高甘油三酯血症患者的血脂含量完全降至正常水平。

不仅如此，运动还能提高人体血液中对抗动脉粥样硬化的脂蛋白——高密度脂蛋白（HDL）的含量，改善心脏功能，增加心脏的侧支循环，从而也起到防治冠心病的良好作用。健康情况良好、又无冠心病的高脂血症患者，应该进行经常性运动，如长跑、骑自行车、游泳、打球、爬山等。但对已合并有冠心病以及有严重的高血压和糖尿病等疾病者则不宜进行剧烈的运动。类患者应在医师指导下，根据病情进行适当的医疗体操、太极拳、气功等锻炼。

日常预防类风湿性关节炎

构成关节的组织发生病变，并对其周围的骨骼肌肉产生累及作用的疾病就叫做类风湿性关节炎，亦称萎缩性关节炎。这是一种慢性全身性自身免疫性疾病，它不仅极大妨碍了人们正常的日常生活，还对其身心健康造成了不良影响。

类风湿性关节炎的症状很明显，主要有以下几个表现。

✿ 发病先兆

病发前数周会感觉浑身无力、出汗、低烧。出现四肢麻木，伴有刺痛感，贫血，体重下降等现象。

✿ 关节疼痛肿胀

最初指、腕等小关节出现痛感，局部发红、发热，并逐渐胀大。遇冷则胀痛加重，早晨关节有强直表现，不易弯曲。

✿ 产生结节

病情较重的患者会出现结节。这些结节直径由数毫米到数厘米不等，表皮光滑、坚硬，按压有痛感，通常生长在关节隆起处。

✿ 累及其他组织

随着病情加重，大关节、脊椎和其他关节出现僵直疼痛感觉，手指关节肿大呈梭形，膝关节肿大呈凸起，并逐渐衍变成关节畸形，肌肉开始萎缩，最终出现运动功能障碍，不能自理生活。

✿ 其他异常

少数患者会出现肝脾肿大及淋巴结，并且骨质变得疏松。

类风湿性关节炎的发病原因有多种，如遗传因素。据调查表明，类风湿与遗传有着密切关系，许多患者家属亲戚也都患有此病；感染因素：感染病原体病毒，如类白喉杆菌、支原体等，也是类风湿发病的诱因之一；免疫力下降：自体免疫力下降，导致机体发生病变。其中也有可能引发类风湿；性别因素：研究表明，女性类风湿的发病率远远高于男性，大约比男性发病率要高出 2～4 倍；其他因素：气候反复、寒冷潮湿、劳累过度、营养不良等都可导致类风湿。

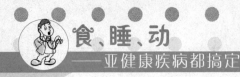

从类风湿性关节炎的发病原因，我们不难得出一些关于它的预防办法。相信，若按照下面这些办法实施的话，类风湿性关节炎还是能够避免的。

1. 避免受寒。天气寒冷时注意保暖，避免在寒冷、潮湿的环境中长久作业。

2. 保持充分休息。尽量避免长期操劳，适当进行休息，注重劳逸结合。

3. 预防感染。加强个人卫生，注意预防和控制感染。

4. 积极参加体育锻炼。提高免疫能力和抗病能力，增强体质。

第十二章

男性亚健康的那些事儿

什么是男性生殖亚健康

什么是男性生殖亚健康呢？有生殖健康专家表示，男性生殖亚健康其实就是指在男性的整个生命过程中，与男性生殖相关的人体结构、功能，以及在性行为过程中的生理、心理，与社会完美和谐的健康状态，而不仅仅指没有疾病或不健康。男性生殖亚健康基本包括健康和谐的性关系、具有正常生育能力、具有生育调节能力。

关于男性生殖亚健康，其症状表现主要有以下几点：

❀ 精液质量下降

男性生殖亚健康会引起各种生殖炎症，而炎症会影响精液质量，使得男性精液质量有所下降。同时高质量的精液是孕育生命的前提，一旦精液质

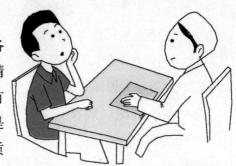

量下降，易造成男性不育。

✿ 性功能减退

男性会出现不同程度的性功能减退，表现为性欲减低、易疲乏、性冷淡、精力不集中、自汗等一系列临床综合征。

✿ 不同程度的前列腺组织损伤

前列腺是男性特有的性腺器官，同时也是人体少数具有内外双重分泌功能的性分泌腺。生殖亚健康不仅影响前列腺，还会引起不同程度的前列腺组织损伤。

✿ 性生活不和谐

亚健康使得男性性功能减退，出现一系列性欲障碍问题，使患者和其配偶无法享受性生活。由于正常的生理需求得不到释放和宣泄，日常生活可能会出现裂痕，严重的还可能导致婚姻破裂。

性冷淡找上你了吗

性冷淡又叫做性淡漠、性欲低下。指成年人在各种因素的干扰下，出现性欲减退或性欲缺乏的症状，通俗地说就是对性生活没有兴趣。性冷淡是生殖亚健康的一种形式，很多人认为，性冷淡只是女性的常见病，但临床调查发现，男性，尤其是已婚男性患性冷淡的人数要远远多于女性，而且在性生活不和谐的夫妻中，产生性冷淡的一方也往往是丈夫。当男性患上性冷淡后，会表现为缺乏性活动的主观愿望（包括性梦和性幻想），缺乏参与性活动的意识，即使剥夺他的性活动，他也不恼怒。

造成性冷淡的原因有很多种，常见的主要有以下几种：

✿ 器质性的疾病及其治疗用药所导致

性冷淡常见的有生殖系统、循环系统、内分泌系统等疾病。而心血管疾病、高血压和糖尿病减缓了血液在身体内的流动（也包括在阴茎内的流动），也就让人提不起"性"趣了。

✿ 心理因素造成

包括性焦虑、性压抑、持续性的情绪低落、焦虑紧张、抑郁烦躁等；对配偶厌恶、恐惧，甚至过分敬重、崇拜和保护。另外，婚外不正当性关系，担心传染或被传染疾病，性卫生及环境不佳等也是常见的起因。

✿ 特殊的性行为、癖好所导致

如同性性取向、严重的恋物癖及过度的自慰行为等都可能使当事人性欲下降、持续冷淡。

✿ 药物副作用对性欲也有影响

已知抑郁类药物、镇定剂和降压类药物都会有降低性欲的副作用。而一些违禁毒品，如海洛因、可卡因和大麻等，也会令性欲减退。

✿ 夫妻关系也会影响性欲

不仅仅是妻子，很多时候丈夫也会通过性来表达自己对夫妻关系的满意程度。如果在性爱方面出现了问题，虽然不一定，但很多情况下都意味着夫妻间其他方面已经出现了需要立即解决的问题。很多不满情绪都会在床上体现出来。

男性应谨防"帝王病"发生

近年来，以二三十岁青年男性，尤其是男性白领为代表，血液中尿酸浓度偏高的高尿酸血症患者呈逐年增加趋势。也就是说古代只发生在达官贵族身上的"帝王病"发病率与日俱增。虽然目前我国尚无确切的统计数据，但医学家已敏感地意识到了这一趋势。日本的一项调查表明，将近20%的成年男性，尤其是男性白领患有高尿酸血症，并可能直接诱发痛风和尿路结石。研究表明，白领中常见的过量饮酒、大量食用可导致体内产生尿酸的动物内脏等不良饮食习惯，以及肥胖等，都可诱发高尿酸血症。许多高尿酸血症患者还同时并发高血压、糖尿病和动脉硬化。尿酸由人体的肝脏、骨髓、肌肉等生成，在未经分解的情况下由肾脏、消化器官排出体外。成年男性体内的尿酸总量为 7mmol 左右，其中将近一半每天交替排出体外。如果生成量增加，排泄量减少，尿酸在血液中的浓度就会增高，出现高尿酸血症，如果不及时加以控制，便会发展为痛风。

长期高脂肪、高嘌呤饮食的不良习惯，是导致高尿酸血症的罪魁祸首，加上过劳、寒冷等刺激，则很可能诱发痛风的急性发作。高嘌呤为何会引发痛风？原来"嘌呤"是体内一种物质，它的代谢出了问题，代谢终产物——尿酸在体内浓度增高，处于过饱和状态，尿酸盐结晶便沉积于关节内引发炎症；沉积在肾组织内引起肾炎和肾结石；沉积在皮下组织，尤其耳廓部位，形成 1 毫米至 2 厘米的痛风结节。

根据世界卫生组织制定的标准，男性血尿酸值≥416 微摩/升，女性≥357 微摩/升，即可诊断为高尿酸血症。虽然尿酸过高不一定等于痛风，只有10%～20%的高尿酸血症可发生痛风，其余终其一生都没有症状，甚至痛风患者在急性关节炎发作时抽血，也有相当的比例显示尿酸值在正常范围之内，但痛风的起因是尿酸过高，根据医学研究指出，一般而言，尿酸值愈高或是持续时间越久，得痛风的机会就越大。尤其每 100 毫升血中尿酸持续超过 9 毫克者，有70%～90%的机会得痛风。所以防治痛风，首先要防治高尿酸血症。

高尿酸血症是怎么得来的呢？凡能引起体内尿酸生成过多和（或）尿酸排出减少的各种因素，均可导致血中尿酸盐浓度增高。

高尿酸血症属于慢性病，遗传因素所占的作用只占20%，环境因素对其形成具有更大的影响。如活动较少，高嘌呤、高蛋白、高热量饮食，酗酒都是高尿酸血症的危险因素。

此外，痛风"重男轻女"。原发性痛风患病率男性显著高于女性，男女比例为20∶1，也就是说约95%的痛风患者是男性。

流行病学资料统计，高尿酸血症患病率随年龄增加而增加。痛风高发年龄男性在50～59岁，但近来有逐渐年轻化的倾向。中年人高尿酸血症发生率约为20%，尤其是脑力劳动者，肥胖者，一些收入高、运动少而应酬多的白领上班族，甚至出现了二三十岁的青年男性患者。据调查，痛风已和脂肪肝、心理疾患等并列成为城市年轻男性的常见病。

对于高尿酸血症和痛风患者来说，遵循科学的饮食习惯，生活方式，合理用药就可以有效缓解病情。

✿ 控制饮食

合理膳食是防治高尿酸血症和痛风的基本措施。控制饮食既简单易行，又没有任何副作用，可是很多人就是难以做到。为什么呢？难就难在必须随时抵抗美食的诱惑。虾、鱿鱼等海鲜类、动物内脏（如肝、肾、脑、心、肠）、某些鱼、肉及其汤汁等，虽然鲜美可口，但嘌呤含量高，又是酸性食物，能使尿酸合成增多而抑制尿酸排泄。所以，我们要清楚地认识饮食控制的重要性，脑子里绷紧这根"弦"，千万不能贪图口福，断送健康。不要暴饮暴食，大鱼大肉，而应多食含"嘌呤"低的碱性食物，如瓜果、蔬菜。饮食要清淡少盐、低脂、低糖。

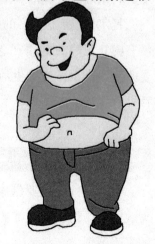

✿ 控制体重

肥胖是痛风发病的危险因素，也是痛风发展的促进因素，所以痛风病人应从限制饮食和积极运动两方面来控制自己的体重。但减重不可操之过急，更要避免剧烈

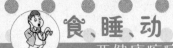

运动，因为脂肪等组织分解过快，血中就会出现一种叫做"酮体"的酸性物质，乳酸浓度也会增加，两者都能抑制尿酸排泄。一般减肥以每月减轻1.5~2.0千克为宜。

✿ 不要饮酒

尤其是啤酒、白酒和葡萄酒。有些病人停止饮酒后，痛风症状便全部消失，血尿酸含量也恢复正常。

✿ 多饮水

每天饮水量保持3000毫升左右，以普通自来水为好，也可选用矿泉水。多饮水能增加排尿量，使每天的尿量维持在2升左右，可促进肾脏排泄尿酸，减少肾脏和输尿管结石形成，要养成勤去厕所的习惯，不要憋尿。

✿ 适当休息

痛风急性发作期要注意保护疼痛的关节，避免承受重压。即使症状减轻也不能忽视这一点，否则会造成关节损伤。避免过劳和精神紧张。

✿ 合理用药

利尿剂、止痛药、退烧药等可能升高血尿酸。

其实，"帝王病"的发生主要是因为生活水平普遍提高，而人们没有树立正确的健康观念，采取错误的饮食和生活方式引起的。只要改变原来不科学的生活方式，再合理用药，"帝王病"将远离咱老百姓的生活。

引起生殖亚健康的原因

引起男性生殖亚健康的原因有很多种，包括生活习惯、日常行为、饮食、情绪等很多方面。下面就简单介绍几种导致生殖亚健康的不当习惯。

✿ 睾丸高温

导致男性生殖亚健康的原因之一是睾丸长期处于高温条件。专家表示：正常情况下，睾丸的适宜温度是 28～33 度左右，比人的体温低几度，这不仅有利于睾丸酮分泌，还可以预防男性生殖炎症。相反，睾丸长期处于高温环境，会成为病毒细菌滋生的温床。容易引发男性前列腺炎、精索静脉曲张、精囊炎、阴囊湿疹等常见男性生殖炎症。

✿ 趴着睡觉

男性趴着睡是一种不正确的睡眠方式，这种方式不仅容易压迫内脏、使呼吸不畅。而且当身体的重量作用于胸腹部的时候，会压迫心脏，影响身体的血液循环，尤其是生殖器官的血液循环，时间一长，容易使男性出现勃起功能障碍，同时胃肠、膀胱也会因压迫而影响正常的功能，对生殖系统也有一定的影响。

另外，男性的阴囊要保持一个恒定的温度，趴着睡会使阴囊温度升高，压迫阴囊，刺激阴茎，造成频繁的遗精，引起头晕、背痛、注意力不集中等症状，影响正常的工作和生活。专家建议，男性最好选择仰卧位或者右侧位的睡姿，对身体健康有利。

✿ 长期体外射精

性交是一个机制十分复杂的生理、心理过程，其中枢神经系统高级中枢的兴奋与抑制过程的协调状态是十分重要的，如性交欲达高潮时，突然强行中断，体外射精，则不能充分兴奋，性中枢的兴奋与抑制的自然协调关系也就会遭到破坏，时间久了，会使中枢神经和腰骶部射精中枢的功能发生障碍，以致出现早泄、阳痿、功能性不射精症，以及性欲减退等性功能障碍的情况。

✿ 长期忍精

射精是一种正常的生理反应。如果强行用手捏住阴茎使精液不能排出，精液往往被迫向后方冲破膀胱内口进入膀胱，形成逆行射精。长期如此可形成条件反射，使逆行射精经常发生，造成不育。另外，忍精是通过大脑克制的，这种克制可产生抑制作用，容易发生性功能障碍。有些人患有"不射精症"，就是因为强忍引起的。

❀ **动物内脏食用不当**

男性在吃动物内脏时，要格外当心，因为假若食用不当，不但补不了身体，还可能导致不育。

根据最新研究，发现猪、牛、羊的肝、肾脏等里面均有不同含量的重金属镉，镉不仅会造成精子的数目减少，而且受精卵着床也会受到影响，可能会因镉对染色体的伤害，造成受精卵不易着床，影响受孕，甚至很可能会造成不育不孕。

🌸 摆脱生殖亚健康，还需科学排尿

2000 年，国家人口与计划生育委员会特别提出了"关注男性健康"的口号，并把每年的 10 月 28 日定为"男性健康日"。自此，人们对男性健康才真正关注起来。近年来，通过人们的大力宣传普及男性健康科普知识，呼吁全社会关心男性健康，男性生殖健康问题不断深入人心。因此，男性要保证生殖健康，从防病健身的角度讲，如果男性能掌握一些科学的排尿方法，则可以减少患膀胱癌、前列腺癌、直肠癌、慢性前列腺炎等多种疾病的几率。

❀ **蹲位排尿**

男性若能像女性那样蹲下排尿，可以减少患多种癌症的几率。这是因为蹲下排尿可以使人体出现一系列的肌肉运动及其相关反射，能起到加速肠道废物的排出，缩短粪便在肠道内的停留时间，减少肠道对致癌物吸收的作用。

✿ **将残余尿液排净**

男性的尿道较长，很容易出现排尿不净的情况，以至于造成尿路感染。排尿后，可用手指在阴囊与肛门之间的会阴部位挤压一下。这样做不仅能使膀胱中残留的尿液排出，还会对治疗慢性前列腺炎有好处。

✿ **增加排尿次数**

膀胱癌的发病率与尿液在膀胱中存留的时间成正比。这是因为尿液中有一种可以致癌的化学物质。这种物质会破坏膀胱的肌肉纤维，促使其发生癌变。因此，不管有无尿意，都应增加排尿的次数。最科学的做法是每小时排一次尿。

✿ **排尿后不要立即坐下**

男性在排尿后，尿道的内外括约肌会闭合，尿道形成一个闭合的腔。立即坐下会加大这个闭合腔内的压力，引发前列腺炎。因此，排尿后应站立3～5分钟，然后再坐下。

精子减少导致不育的亚健康状态

近年来，年轻男性精子质量逐年下降，不育患者明显增多。不育夫妻所占比例已经从过去的10%上升到现在的15%。这与男性普遍出现的亚健康状态脱不了干系。

首先是职业问题，近年来，医生经过观察和总结发现，有几类职业不育男性数量明显比较多：厨师、锅炉工、电焊工、长途汽车司机、户外高温工作者，还有长期处于辐射工作环境的男性。拿厨师来讲，厨房油烟中含有74种化学物质能致细胞发生突变，导致不育。另外高温也是精子杀手，因为睾丸产生精子的最佳温度应该比体温低2摄氏度，温度过高的工作环境容易杀死精子。而司机久坐，长期压迫前列腺导致前列腺炎，这些都会影响生育。

肥胖、辛辣饮食、熬夜、吸烟、酗酒、多个性伴侣等都可致男性不育。另外，男性坚持"先立业后生子"也是一个误区，因为男性最佳生精年龄在 25 岁左右，之后每五年就下一个台阶。近年来，一些现代的不良生活习惯成为男性不育的"新杀手"。比如频繁洗桑拿，而经常热水浴会使阴囊因受热而减少精子的生成，或出现死精；自慰次数增多，诱发前列腺炎症，增加不育机会；紧身的牛仔裤会人为造成对阴囊与人睾丸的过紧束缚，降低精子活力。

那么对于男性这些特殊亚健康，要怎样进行调理呢？

❀ 生活规律

生活要有规律，不要经常熬夜，要保证充足的睡眠。应长期坚持规律的作息，并顺应四时变化，尤其在二十四节气到来前后要注意保健，起居上宜谨慎，及时增减衣服。

❀ 饮食规律

暴饮暴食、偏食、挑食都会引起营养不均衡，人为地造成"亚健康"状态。中医认为饮食要合理，讲究"春夏养阳、秋冬养阴"，也应该结合自然界的规律进行养生。

❀ 坚持运动

运动要坚持而且合理，将运动融在生活中，如每天散步 3000 米左右，上下 5~8 层楼梯数次等，都是经济实用的好方法。

❀ 中药调理

中医药对"亚健康"状态有良好的调节作用。

如果有条件最好请专业中医望、闻、问、切，再根据每个人的年龄、职业、生活习惯、个体差异等制定个性化调理方案。

❀ 适当滋补

秋冬是收获季节，要防过劳，适当吃一些滋补品；春夏季是消耗季节，要补充充足水分及养阴之品。

男性前列腺很重要

前列腺炎是成年男性常见疾病。前列腺炎可发生于各年龄段的成年男性，几乎1/2的男性在一生之中的某个时期曾受到前列腺炎的影响。前列腺炎好发于以下人群：酗酒者、白领上班族、汽车司机、外地打工者、大中专学生、部队战士、免疫力低下者。前列腺炎患者占泌尿外科门诊患者的8%～25%。前列腺炎虽然不威胁患者的生命，但严重影响患者的生活质量。

根据美国国立卫生院分类法，前列腺炎可分为以下四类：

✿ 急性细菌性前列腺炎

很少发生，但症状来势凶猛，可出现高热、寒战、肛门或会阴部剧烈疼痛以及尿频、尿急、尿痛等。肛门指检可发现前列腺炎肿胀和触痛十分明显。根据上述症状和尿检结果就可以诊断。急性炎症时药物容易穿透前列腺，针对性使用抗生素效果很好。

✿ 慢性细菌性前列腺炎

主要表现是尿频、尿急、夜尿增多伴尿痛或下腹部、会阴部疼痛不适，病程较长。前列腺液里面白细胞异常升高并培养出细菌才能下诊断。血检和B超、X线甚至CT、磁共振都没有太大用处。

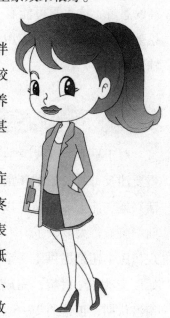

慢性前列腺炎都可表现为相似临床症状，统称为前列腺炎综合征，包括盆骶疼痛，排尿扰乱和性功能障碍。盆骶疼痛表现极其复杂，疼痛一般位于耻骨上、腰骶部及会阴部，放射痛可表现为尿道、精索、睾丸、腹股沟、腹内侧部疼痛，向腹部放射，酷似急腹症，沿尿路放射酷似肾绞痛，往往导致误诊。

排尿扰乱表现为尿频、尿急、尿痛、排尿不畅、尿线分叉、尿后沥滴、夜尿次数增多，尿后或大便时尿道流出乳白色分泌物等。偶尔并发性功能障碍，包括性欲减退、早泄、射精痛、勃起减弱及阳痿。上述症状可因前列腺炎所致，也可因泌尿生殖道其他疾病所引起。

✿ 无症状的前列腺炎

没有任何不适感觉，仅仅检查时偶然发现前列腺液里面有炎症迹象，通常不需要治疗。

前列腺炎好发于中青年男性，彻底治愈较为困难，因此，预防前列腺炎的发生就显得格外重要。

✿ 慢性盆腔疼痛综合征

它的症状与慢性细菌性前列腺炎相似，但前列腺液里找不到致病细菌，因此至今没有特效疗法。部分前列腺液里面白细胞异常升高的患者，抗生素可能有一定效果。松弛前列腺上平滑肌的药物和松弛盆腔肌肉的治疗应用较多。另外，植物类药和中成药制剂也有辅助作用。

五个方法预防早泄

对于早泄，现代医学至今尚无确切的定义。因为射精出现的快慢要涉及每对夫妇的年龄、体质、性生活频率、性生活经验、性生活兴趣、性生活环境，以及女方的性感受、性要求等多方面因素，问题就显得太复杂了。不过，为了让人们有一个大致上的时间概念，现代医学还是提供了一个参考标准：按阴茎置入女方阴道，随即开始性交动作至射精，完成这样一个生理过程的大致时间，也就是射精潜伏期，正常约2～6分钟，稍长或稍短一些也可以。换句话说，健康成年人，在性交2～6分钟左右时射精，属于正常范围，只要不偏离这个时间段太多，不能算作是病态。于是可以粗略地说，性交时间不到 2 分钟者，就可以考虑为早泄。

早泄和亚健康有着密切的关系，很大一部分的早泄是因为亚健康的身体状况引起的，身体状况不好，自然而然就引发各种疾病，早泄就是其中之一；反过来早泄又影响男性的身体状况，尤其是精神、心理方面，导致男性心理方面出现亚健康状态。所以，它们互相影响，对男性的身体和心理方面造成极大的伤害。

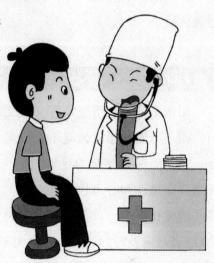

对于早泄，可以采用以下预防保健方法，运用得当或长期坚持能避免早泄的发生。

❀ 正确认识和对待性生活

进行双方性教育，认识早泄的含义，防止将正常情况误解为早泄。偶然出现早泄者，要安慰男方，帮助男方消除顾虑和紧张情绪。发生早泄之后亦要放下包袱，树立信心，配合治疗。

❀ 性交前的情绪对射精快慢有很大影响

情绪激动和紧张，常常会导致早泄。性交动作幅度过大，增强刺激强度，常会加速射精，所以要双方合作。

❀ 避免手淫，节制房事，有利于防治早泄

在性交发生早泄后几小时再次性交，利用前一次性交后的抑制状态来延缓射精，治疗早泄，但毕竟妨碍健康，此法不可常用。

❀ 进行适当的文体活动

如听音乐，锻炼身体，调节情绪，增强体质，有助于防治早泄。

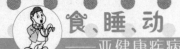
✿ 戒酒，避免辛辣刺激

忌烟酒和辛辣物，可多食海鲜、豆制品、鱼虾等助阳填精食品，增强体质。

积极预防，不做"痿"哥

阳痿又称勃起功能障碍（英文缩写为 ED），是指在有性欲要求时，阴茎不能勃起或勃起不坚，或者虽然有勃起且有一定程度的硬度，但不能保持性交的足够时间，因而妨碍性交或不能完成性交。阳痿分病理性和心理性（精神性）两种，以后者多见。然而，由于受传统文化影响，以及患者对这种病缺乏正确的认识，只有少数的 ED 患者寻求及时的诊疗，而绝大多数患者却都默默地承受着难以启齿的痛苦。阳痿涉及的不仅是男性身体健康，还可能导致男性产生失落、抑郁、焦虑等精神心理障碍，最后影响到夫妻关系和家庭和谐，甚至演变成严重的社会问题。

对阳痿者来说，积极预防发生，要比发生后再治疗显得更为重要。那么怎样预防呢？可从以下几方面着手。

1. 学习性知识。有的未婚男子自称阳痿（无性欲或不能勃起），往往只是没有足够刺激引起性欲，不能视为病态。新婚夫妻性生活时，男方紧张、激动，女方恐惧、羞涩，配合不好，导致性交失败是缺乏经验，不是病态，要互相理解、安慰，随着时间推移大多能满意和谐。了解生理波动。当男子在发热、过度疲劳、情绪不佳等情况下出现一时性的或一个阶段的阳痿，多半是一种正常的抑制，生理的波动，男方不要徒增思想负担，女方不要因之埋怨、指责，以免弄假成真，导致阳痿。

2. 避免服用或停止服用可能引起阳痿的药物。如因疾病必须服用某类药物时应尽量选择那些对性功能没有影响的药物。

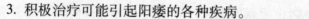

3. 积极治疗可能引起阳痿的各种疾病。

4. 性生活是男女双方的事。本病的检查、治疗，夫妻双方都有责任。男方要树立信心，不能悲观失望，女方要给予温柔、体贴、鼓励、劝慰和配合，这是十分重要的。

5. 患者一旦发生阳痿，应及时找男性专科医生诊治，取得医生对性生活的正确指导和治疗。病人应介绍全部病情及其演变经过，做到"有病不瞒医"，医生除了治疗外还应对患者的病史保密。

6. 情绪开朗，注意生活调整，房事有节有度，并加强锻炼，以增强体质，提高抗病能力。这些都是预防阳痿的有效措施，如能做到，可以避免阳痿发生。

影响男性健康的小细节

健康是每个人都希望一直拥有财富，越来越多的人都在努力追求的。事实证明细节决定成败，这不仅适用于事业生活，对于健康也是一样，掌握一些日常养生小细节，可以为健康身体作出极大贡献，避免陷入亚健康的泥沼中。

❀ "跷二郎腿"影响男性生育

跷二郎腿时，两腿通常会夹得过紧，使大腿内侧及生殖器周围温度升高。对男性来说，这种高温会损伤精子，长期如此，可能影响生育。为此，医生建议，跷二郎腿最好别超过10分钟，两腿切忌交叉过紧，如果感觉大腿内侧有汗渍渗出，最好在通风处走一会儿，以尽快散热。

❀ 久坐马桶加重前列腺炎

久坐马桶是不良的卫生习惯，对男性生理健康影响尤其大。由于排便动作是机体反射动作，是人体大脑到排便中枢协调参与的全身性动作，如果久坐马桶读书读报，会忽略便意，使全身的排便动

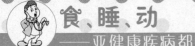
作不协调，出现制止便意的感觉。从而使直肠对粪便压力刺激失去敏感性，造成排便困难，进而大便干燥，久而久之形成习惯性便秘。对于男性而言，这种不良习惯对前列腺的危害尤其大。由于久坐马桶使排便时间延长，下腹部和盆腔容易瘀血，使直肠和肛门处静脉曲张成团形成痔疮；同时长期便秘，粪便压迫会造成前列腺血液运行受阻，加重前列腺炎的症状。

✿ 领带太紧，易引发眼部疾病

许多人有这样的经验，只要领带系得紧一些，双眼就会肿胀不适，看东西也模糊不清；放松或不系领带时，上述症状随之消失。这种现象并不是异常情况，颈部裹得太紧的确会增加患眼病的危险。领带系得过紧时，会压迫颈动脉和神经，阻碍人体正常血液流通，造成脑部缺血、缺氧，导致正常营养供给受限，累及视神经和动眼神经，从而出现了眼睛肿胀、看东西模糊等症状。另一方面领带过紧也使颈部静脉受压，眼部的静脉血不能顺利回流到心脏，淤积在眼周组织，既影响视力，也会使眼睛肿胀不适。

✿ 吃饭太急要长胖

进食习惯也可以让人长胖，比如吃饭太急。如果吃东西太快。这样，在你的大脑还没有反应过来时，你已经吃饱了，但在你的大脑还没有发出吃饱的指令之前，你还会不停地吃。为了让你的大脑和胃协调起来，请在嚼东西的时候放下筷子，直到你咽下去之后再拿起来。

第十三章

女性亚健康的那些事儿

什么是女性亚健康

　　许多现代女性面临着永远忙不完的工作、复杂的人际关系、烦恼的婚姻、繁琐的家务。因此，感受最深的是"活得好累"。不仅心累，身体也疲劳乏力、反应迟钝、活力下降，对任何事都提不起精神，常常感觉焦虑、烦乱、无助。到医院检查，却什么毛病也没有。经常处于上述状态的女性就属于亚健康。随着生活节奏的加快，女性工作、生活压力增大，尤其是在繁忙嘈杂的都市，女性亚健康人群越来越多。女性亚健康主要有以下几种表现：

❁ 易怒

　　类似症状包括情绪易激动、失眠、脾气暴躁、爱哭等，还会出现月经不调、更年期提前等。

❁ 眼睑浮肿、黑眼圈

　　通常发生在熬夜或者长期疲劳之后，需要注意休息。

❀ **多汗**

如果一段时间出汗比平常多，需要考虑植物神经功能紊乱的问题，建议去医院诊治，可以使用镇静剂治疗。

❀ **腿肿**

平常要多吃生的蔬菜，有助于增强血管壁弹性。每天进行适当运动锻炼，可以防止腿肿。

❀ **手脚抽筋**

多数是由体内缺乏钙质和维生素 D 所致，因为钙质和维生素 D 是维持骨骼硬度和肌肉收缩强度的关键因素。平常要多吃奶制品、动物肝脏、海鲜等。

❀ **大量脱发**

导致头发大量脱落的因素有心理压力、感染、饮食不当等，当然也有可能是某些疾病所致，例如皮脂腺分泌异常等。

女性性欲减退

性欲减退是指全面的性抑制，没有性欲冲动，性欲唤起困难，两性之间爱抚时也不能进入动情期，夫妇之间的性生活中一方总是处于被动地位，纯粹是为了满足对方的性要求。女性表现为阴道难以湿润，性交疼痛，毫无性的快感。性欲减退是由多方面的因素引起的，男女皆可发病，以女性居多。性欲减退有器质性的原因，与年龄有关，但精神因素是最主要的。

性欲减退是一种常见现象，尤其在女性中多见，很多原因都可能引起性欲减退。生理性原因中，如年龄的增长也属于其中之一。众所周知，年龄越大性欲也就越低，一般 20～30 岁的男女每周性交 1～2 次很平常，而 60 岁以上的男女每周性交 1 次的例子就不多了，这当然和性腺分泌激素的功能减退有关。病理性原因，如各种疾病，尤其是生殖系统的疾病引起性欲减退是很容易理解的，如阴道发炎会导致性交疼痛，妇女就会厌恶性交，使性欲减退。但是有些性欲减退的患者正值盛年，也没得什么病，这些人则属于亚健康状态。

据报道，亚健康的人在情绪抑郁时约有80%以上出现性欲减退，这必须引起的人们高度注意。因为在情绪抑郁时，脑内某些部位的功能受到抑制，最主要的是下丘脑。

下丘脑是人体的自主神经中枢之一，管理摄食、水和电解质平衡、体温、性功能、睡眠等生理功能。下丘脑分泌许多激素使垂体的激素释放或抑制，从而调节全身活动。在下丘脑功能受到抑制时，管理摄食、性功能、睡眠的激素分泌减少，使垂体相应的激素分泌也减少，这样内脏器官的功能就减退了，这就是情绪抑郁时性欲减退的病理生理和病理心理基础。

因此，在日常生活中应保持乐观心情，做一个开心快乐的人。

了解痛经，不让它继续折磨你

对于女性来说，都有一个共同的痛处：每个月的"那几天"腰酸背疼不舒服、心烦意乱脾气大，有的甚至是疼痛难忍。好像是逆来顺受惯了，很多女性一生都隐忍着，觉得很正常，也有的到痛不可忍的时候就吃止痛药。然而，殊不知这个痛可没那么简单。也许不是那么正常！痛经会困扰很多女性，很多女性也是深有痛感！

痛经指经期前后或行经期间，出现下腹部痉挛性疼痛，并有全身不适，严重影响日常生活者。

妇女由于经、带、胎、产的特殊生理现象，易于导致病邪的侵害而发生痛经。所以素日注意个人卫生保健，是预防痛经的有效措施。

❀ 学习掌握月经卫生知识

月经的来临，是女子进入青春期的标志，然而有些女青年由于对月经出血现象缺乏了解，会产生不必要的恐惧、紧张与害羞等心理变化。这些不良的心理变化过度持久的刺激，则易造成气机紊乱，血行不畅而诱发痛经。因而女青年多学习一些有关的生理卫生知识，解除对月经产生的误解，消除或改善不良的心理变化，是预防痛经的首要问题。正如《素问·上古天真论》中所说："恬淡虚无，真气从之，精神内守，病安从来。"

❀ 积极做好五期卫生保健

五期卫生保健是指妇女月经期、妊娠期、产褥期、哺乳期、更年期的卫生保健。在这五个时期，妇女抗御病邪的能力降低，易于导致病邪的侵害而发病。认真做好五期卫生保健，对于预防痛经有着重要意义，特别是一些继发性痛经患者，往往是由于五期卫生保健不利而造成的。在这五期，无论是个人卫生，还是饮食起居，情志调养，劳动锻炼等，都要恪守一定的保护措施，方不致引起妇女病，从而保证身体健康。

❀ 生活起居要有一定规律

《素问·上古天真论》中说："其知道者，法于阴阳，和于术数，饮食有节，起居有常，不妄作劳，故能形与神俱，而尽终其天年，度百岁乃去。"就是说要保持身体健康，就要遵守一定的法度，适应自然环境的变化，饮食、起居、劳逸等要有节制并科学安排，方不致生病。妇女由于特殊的生理现象，在生活与起居、劳作方面必须要合理安排，有一定的规律。不宜过食生冷，不宜久居寒湿之地，不宜过劳或过逸等，尤其是月经期更需要避免寒冷刺激，淋雨涉水，剧烈运动和过度精神刺激等。

❀ 积极进行妇科病的诊治

积极正确地检查和治疗妇科病，是预防痛经的一项重要措施。首先月经期应尽量避免做不必要的妇科检查及各种手术。若行放环、通液术，以及妇科检查等，均应在月经干净后 3 ~ 7 天内进行，这样可防止细菌上行感染。再则在行剖腹产、子宫切开术时，缝合肌层，缝线不要穿过子宫内膜，避免造成子宫内膜异位。关键是发现患有妇科病疾，要做到积极治疗，以祛除引起痛经的隐患。

❀ 锻炼身体提高健康水平

经常锻炼身体，能增强体质，减少和防止疾病的发生。如汉代医学家华佗就早已认识到体育锻炼能促进血脉流通，关节流利，气机调畅，可防治疾病，从而创立了五禽戏，供世人健身运用。妇女经常地参加一些体育锻炼，对于预防和治疗月经期腹痛也是有好处的。

总之，预防痛经，要从月经初潮之前开始积极进行，直至绝经之后方可避免痛经的发生。特别是中年妇女，不要错误地认为自己没有痛经病就放松警惕，这一阶段多是继发性痛经的高发病阶段，必须注意个人卫生，正确采取预防措施，倘若发生痛经病后就要积极进行检查和治疗，以保证自己的身体健康。

❀ 患有乳腺增生怎么办

有时候我们会发现自己的乳房肿块时而大、时而小，细心的朋友还会发现这种变化与月经周期密切相关。其实，乳房肿块是由于乳腺的增生性改变而造成的。乳腺组织在一个月经周期中会发生增生与复旧的变化，即月经来潮前乳腺增生，使你感到乳房胀痛、有肿块或肿块增大、变硬，触感明显，严重时甚至不可触碰。月经来潮以后，随着雌激素的撤退，乳房恢复到原来的状态，也称复旧。如果内分泌的紊乱造成增生过度而复旧不全，久之则会导致乳腺增生病，临床上就表现为乳房肿块，伴有乳房胀痛等症状。

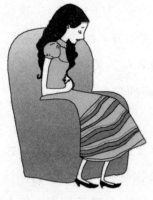

有些女性患者的乳腺增生病或乳腺纤维腺瘤等良性乳房肿块，正处在妊娠期、哺乳期，由于体内雌性激素水平的骤然升高，可能会在较短的时间内突然增大，而当妊娠期、哺乳期过后，又会有所缩小。

目前治疗乳腺增生主要靠中药，治宜使用调经活血、行气散结的药物，如乳腺增生丸、乳癖消等中成药，亦可使用水煎剂。但是有2%左右的人可继发癌变。所以对于乳腺增生病患者来讲，最好能定期到医院检查，必要时还要进行活组织切片检查。如果病人有乳腺癌家族史，或切片检查发现上皮细胞增生活跃，则以施行单纯乳房切除术为妥；如切片发现有恶变，则应按乳腺癌处理。一般来讲，如果肿块呈急进性增长，甚至直径逾5～6厘米仍不停止生长，就应考虑予以手术切除。

怎样预防尿路感染

由于女性尿道短而直，尿道括约肌功能较差，加上紧邻阴道，极易受到污染。特别是在机体抵抗力降低时，潜伏在尿道口附近的细菌就会乘虚而入，沿尿道逆行到膀胱、输尿管或肾盂，诱发女性尿路感染。所以尿路感染多发于女性，尤其多见于育龄妇女。

女性在婴幼儿时期，如果尿布更换不及时，又穿开裆裤，使尿道口很容易被感染。青春期少女如果不注意经期卫生也是尿路感的常见原因。成年妇女尿路感染的发病率显著升高，尤其是新婚夫妇缺乏性知识，使女方在生殖器官受到刺激的同时，尿道和膀胱也受到强烈刺激和接触，细菌极易侵入尿道而引起感染。怀孕后的妇女由于子宫增大压迫输尿管，加上内分泌激素孕激素的作用，使输尿管松弛，导致尿路阻塞和尿液反流，为细菌感染造成了机会。绝经后的妇女，由于雌激素水平降低，尿道黏膜萎缩，也易患尿路感染。

预防女性尿路感染应从婴幼儿期即开始经常保持外阴的清洁，勤换内裤，特别是在月经期、妊娠期及产后更应注意。新婚女性为防止蜜月性膀胱炎，避免给新婚带来苦恼，夫妻双方在房事前必须洗手、洗净外生殖器，房事时男方不可动作粗暴。性生活不宜过频，事后女方应排尿1次，使尿道中的细菌随尿排出。性生活后多饮开水，也是预防措施之一。

患有尿路感染的女性常有尿痛、尿频、尿急、尿色浑浊、血尿以及发热、下腹部胀痛和腰痛等症状。患了尿路感染，应及早控制炎症，口服呋喃坦啶，可有效抑制细菌的繁衍；还可加服颠茄片，可解除膀胱及尿道的痉挛。如果病情严重并伴有发热、腰痛等症状，应加用抗生素，同时要多饮开水。通过多排尿使膀胱、尿道得到机械性冲洗，以利于细菌及炎症产物的排出，并避免细菌上行感染肾脏。

另外还要注意：在症状消失后，应继续用药1~2周才能有效防止复发，以免变成慢性炎症。

警惕卵巢亚健康

卵巢对于女性来说，是一个非常重要的生殖器官，是女性的生命之源。卵巢功能直接影响女性的月经、孕育及衰老。随着高负荷的工作和不断增加生活压力，许多女性都处于亚健康状态，进而导致卵巢功能逐渐衰退。如果女性出现以下情况：黄褐斑、月经不调、身体曲线变形、易疲劳、经常感到腰酸背痛、情绪容易波动、潮热盗汗、易忧虑、夜间难以入睡、性冷淡或无性高潮等，就要引起警惕，因为这些情况提示卵巢已经处于亚健康状态。如果卵巢亚健康得不到及时纠正，卵巢的储备功能就会下降，进而发展为卵巢早衰，从而影响性生活和谐，失去生育能力及青春靓丽的容貌，甚至出现早发更年期症状。因此，女性要注重保养卵巢，及时改善卵巢亚健康状态，在日常生活中要注意以下几点：

❀ 心理调节

压力过大是导致卵巢亚健康的重要原因，所以女性一定要注意心理调节，避免压力过大，同时注意运动锻炼。

❀ 均衡营养

女性平时应注意摄入足够的蛋白质，减少脂肪和糖类的摄入，同时注意补充维生素 E、维生素 D 及铁剂等。

❀ 中医调理

调整女性内分泌功能有独特的疗效，可以通过中药方剂、针灸、按摩等，综合调理卵巢功能。

警惕乳腺亚健康

乳腺小叶增生的发病率在育龄妇女中占 80% 以上，是最常见的乳腺疾病。乳腺小叶增生分为生理性非囊性乳腺小叶增生、病理性囊性乳腺小叶增生症两种。在乳腺小叶增生中，生理性、单纯性小叶增生占大多数，其实质是乳腺小叶结构不良，如果继续发展，可能走向病理性改变，出现囊性增生或者乳腺肿瘤。因此，生理性乳腺小叶增生可以视为介于健康和疾病之间的乳腺亚健康状态。生理性乳腺小叶增生虽然并非病理性改变，但是属于女性内分泌代谢功能紊乱的早期表现。中医学认为，乳腺小叶增生大多数与七情不畅、气血不通、脾胃失调等相关。生理性乳腺小叶增生大多数可自愈，但是也不能对其放任不管，通过调节内分泌功能，改变不良生活习惯，调整心理情绪，可以明显改善生理性乳腺小叶增生。

乳房疼痛为哪般

正常的乳房一般都是柔软、富有弹性的，而当乳房有疼痛感，出现结节或肿块时就需要警惕了，这属于乳房的异常变化。许多乳房的良、恶性疾患，大多以出现肿块为首发症状。一旦发现乳房内出现肿块，应立即到医院检查。

造成乳房内肿块的 4 种常见疾病

乳腺增生

多发生于中年女性。常在两侧乳房内出现多个大小不等而质地较硬的不规则结节，与周围组织分界不甚清楚。患者常感乳房疼痛，在月经前症状加重。

乳房结核

以中年女性多见。该病病程缓慢，初期为一个或多个结节状肿块，触之不明显，与组织分界不清，逐渐与皮肤粘连。数月后，肿块软化，形成寒性脓肿。脓肿破溃后可形成瘘管或溃疡，排出稀薄脓液，同侧腋窝淋巴结常显著肿大。

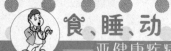

❀ 乳房纤维腺瘤

是乳房内最常见的良性肿瘤，多见于青年女性。可发生在一侧或两侧乳房内，以外上象限多见，一般呈单发性。肿块为卵圆形或圆形，表面光滑，质地为中等硬度，与周围组织分界清楚，与皮肤无粘连，肿块易被推动。

❀ 乳腺癌

是发生在乳房内最多见的恶性肿瘤，早期为无痛性的小肿块，质地硬，表面不光滑，组织界限不清，不易被推动。乳腺癌肿块增大时则与皮肤粘连，局部皮肤出现凹陷，呈橘皮样，癌肿侵犯乳管时可使乳头回缩。

性交出血不容忽视

近些年来，因性交出血去医院就诊的女性有所增加，甚至一部分女性能对此直言不讳，提供自己的准确病史，这实在是女性的一大进步。然而不足之处是，她们对性交出血的原因仍是缺少认识，有的人哭哭啼啼地来到医院，认定自己是患上癌症了，还有的人对性产生了恐惧，认为自己不适合再过性生活了。其实，性交出血已经是亚健康在向疾病转化了，是疾病的前期表现，至于到底是什么疾病还需要根据情况具体分析，不过最有可能的是下面几种情况。

❀ 早期宫颈癌

子宫颈性交出血常常是早期宫颈癌的危险信号，出血量不多，色鲜红。不过，若是早期宫颈癌则可能出血量增多，甚至有血块流出。这是由于癌变的宫颈细胞组织糜烂变脆，加之病变部位血液供应良好，故当宫颈受到直接碰撞时就会破裂引起出血。

❀ 宫颈息肉

宫颈息肉多为舌状，约葵花子大小，常突出于宫颈口外，数目单个或多个，质柔软，为亮红色。息肉顶端组织疏松，血管丰富。有些息肉发生水肿、坏疽和感染时，外观与早期宫颈癌相似，容易引起性交出血。宫颈息肉一般属于良性病变，少有恶变。宫颈息肉的诊断和治疗不容忽视。

❀ 阴道炎

阴道炎常见的有滴虫性阴道炎和霉菌性阴道炎。由于滴虫或霉菌等病原体对阴道壁和宫颈组织的侵袭，以致其表现为高度水肿。滴虫性阴道炎的阴道壁可见有散在性出血点或草莓状突起；而霉菌性阴道炎的阴道壁则为糜烂面或浅表溃疡。此外，绝经后的老年妇女易发生细菌感染而致老年阴道炎，其阴道壁及宫颈表面发生水肿和散在性小出血点，或者溃疡形成。这种性交出血多伴有性交疼痛。

❀ 阴道壁擦伤

老年妇女在绝经后，可出现阴道萎缩，皱纹消失而缺少弹性，阴道干涩等。如性交时不用润滑剂则可导致性交出血及性交疼痛。

❀ 子宫黏膜下肌瘤

本来生长在子宫腔的黏膜下肌瘤，由于子宫收缩将其排挤下降，瘤蒂逐渐被拉长，最终从宫颈口脱出到阴道内。细长的瘤蒂供给肌瘤的血液较差，使肌瘤容易发生感染。当性交时肌瘤受冲击，加重损伤而发生出血。

除了这些，还有其他出血原因如遇到月经异常，认为月经已经干净，结果过早性交以致在性刺激下引起子宫收缩，宫腔内残留的血液便从阴道排出。另外，有少数妇女恰值排卵期出血等。这类出血，如做妇科检查，其阴道和宫颈无异常发现，则应考虑以上可能。

女性朋友一旦出现了这方面的问题，千万不要隐瞒或者硬扛着，因为凡有性交出血，几乎都可以认为患有妇科疾病。如果有此症状的女性朋友能坦诚地跟医生合作，就可以把病魔消灭在萌芽状态中。

外阴瘙痒的原因

外阴瘙痒是妇科最常见的症状，严重者可波及肛门周围。症状表现为时轻时重，常使患者坐卧不宁，影响工作和生活。若反复搔抓会出现皮肤增厚、抓痕、血痂及苔藓样硬化等改变。引起外阴瘙痒的原因有很多，如日常生活中衣着因素的刺激、全身性疾病、外阴局部病变及感染等都可能成为致病因素。其中常见的原因如下：

1. 滴虫感染。外阴灼热而痒，伴尿频、尿痛，偶有血尿。白带增多，为灰黄色、乳白色或黄白色，也有时为黄绿色脓性分泌物。

2. 真菌感染。常伴有白带增多、阴部灼热而痛、尿频、尿急和性交疼痛。白带多为黏稠状，呈白色豆腐渣样或乳凝状。小阴唇内侧及阴道黏膜附有白色片状薄膜，擦去后可见红肿的阴道黏膜。

3. 外阴局部病变。外阴皮肤病如外阴湿疹、神经性皮炎、单纯性外阴炎、外阴白斑、外阴肿瘤等均可引起外阴瘙痒。

4. 淋球菌感染。排尿烧灼样疼痛，尿频。白带增多明显，为脓性或黏液性。

5. 阴虱感染。患者阴部瘙痒，局部可见丘疹或脓包，放大镜中可见阴虱。

6. 老年性阴道炎。炎症可波及尿道口周围黏膜，并伴尿频、尿痛、尿失禁，腹部坠胀不适，白带增多且为黄水样。多见于更年期内分泌失调或已切除子宫的妇女。

7. 疥螨感染。多为夜间阵发性剧烈瘙痒，可并发于股部、腋部、腹部、乳房。

8. 特发性外阴瘙痒症。原因不明，与情绪干扰或某些轻微刺激有关。

9. 不良卫生习惯。平时不注意清洁外阴，使阴道分泌物或经血积存于阴部会引起瘙痒。与之相反，若每日数次清洗外阴，或经常使用碱性强的肥皂，或高锰酸钾水泡洗外阴，使外阴皮肤过于干燥，也会引起瘙痒。

10. 全身性疾病。维生素 A 及维生素 B 缺乏、黄疸、贫血、白血病等疾病引起的外阴瘙痒是全身瘙痒的一部分。糖尿病病人的糖尿刺激外阴，也是引起瘙痒的常见因素。另外，肥胖病人因皮脂腺、汗腺分泌过多，刺激外阴，也会引起外阴瘙痒。

11. 衣着不适。喜欢穿化纤内裤，或使用橡胶、塑料质地的月经带，会使外阴皮肤通风不畅，汗渍浸泡，出现瘙痒。

12. 过敏。全身或外阴局部用药过敏，引起外阴瘙痒。或对香皂、香粉、含香料卫生纸、避孕套、避孕环等一些化学物敏感所致。

13. 少数病人在月经前或妊娠期因外阴充血而出现瘙痒，临床检查无异常发现，不需要治疗。

14. 粪便、尿液刺激。极少数病人因小便失禁，或肛瘘，使粪便、尿液长期刺激外阴，出现瘙痒。

15. 精神因素引起外阴瘙痒。如情绪忧郁紧张、烦躁时常有外阴瘙痒。

外阴瘙痒的治疗原则是：首先治疗导致瘙痒的原发疾病，同时服用抗过敏药物，并注意补充维生素 A、维生素 C 和维生素 E 等。日常生活中要避免精神刺激，减少忧虑和紧张。洗澡时不要用热水、肥皂烫洗外阴。不要喝浓茶、酒等饮料，也不要吃辛辣的食物。

平时还要注意外阴部的清洁卫生，每天清洗外阴，可以预防外阴瘙痒。

细菌性阴道炎是怎么回事

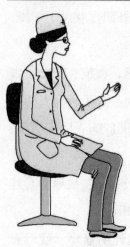

育龄期妇女阴道内乳酸杆菌占优势，乳酸杆菌能利用阴道上皮内的糖原产生乳酸，使阴道的内环境呈酸性（pH 值为 4～4.5），这种酸性环境具有保护作用，在 24 小时内能杀灭进入阴道的细菌。但是，如果进入阴道的细菌毒力强，数量大，超过自净能力，就会致病。细菌性阴道病是指阴道内乳酸杆菌减少或消失，代之以另外一些细菌，例如加德纳杆菌、厌氧菌、支原体等。正常的阴道环境被破坏，阴道的 pH 值上升可达 5.5 左右。此时，阴道内可产生一种具有鱼腥味的胺类，同时伴有白带增多，但是阴道并没有明显的炎症，所以称之为细菌性阴道病，而不是阴道炎。这与滴虫性阴道炎、老年性阴道炎等明显的阴道炎症不同。

细菌性阴道病多发生在性活跃的女性，可能与性交过频有关。其症状特点为阴道异常分泌物明显增多，呈稀薄均质状或稀糊状，为灰白色、灰黄色或乳黄色，带有特殊的鱼腥臭味。由于碱性前列腺液可造成胺类释放，故表现为性交时或性交后臭味加重。月经期阴道 pH 值升高，故经期时或经期后臭味也可加重。患者外阴有不适感，包括不同程度的外阴瘙痒，一般无明显时间性，但在休息状态及心情紧张状态下痒感更加明显。并有不同程度的灼热感，有的患者出现性交痛。极少数患者出现下腹疼痛、性交困难及排尿异常感。阴道黏膜上皮在发病时无明显充血表现。

那么，如何诊断细菌性阴道病呢？以下 4 项具备其中 3 项即可确诊：

1. pH 值升高，>4.5。

2. 阴道分泌物呈均质状均匀地覆盖在阴道壁上形成薄薄的一层。

3. 镜检细胞阳性。即将阴道分泌物与盐水混匀后镜检，可见阴道上皮细胞表面附有大量阴道细菌（主要为加德纳杆菌），使阴道上皮细胞呈颗粒状外观，细胞边界模糊不清。

4. 胺试验阳性。即将阴道分泌物与盐水混匀后滴加 10% KOH1 ~ 2 滴，因产胺而释放出鱼腥样臭味。

细菌性阴道病虽不属于国内监测的性病，但是它在性病高危人群中多见，而且可增加艾滋病、淋病、非淋菌性尿道炎等性病的感染机会，所以一旦发现要及时治疗。